メスの限界に挑戦した症例

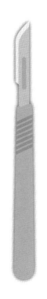

［編　集］
梛野　正人
名古屋大学大学院医学系研究科腫瘍外科学　教授

医学図書出版株式会社

著者一覧 (五十音順)

會津恵司 (春日井市民病院外科)
青葉太郎 (豊橋市民病院外科)
有元淳記 (春日井市民病院外科)
安藤公隆 (公立西知多総合病院外科)
伊神　剛 (名古屋大学腫瘍外科)
板津慶太 (総合上飯田第一病院外科)
伊藤貴明 (静岡県立静岡がんセンター肝胆膵外科)
井上昌也 (常滑市民病院外科)
上原圭介 (名古屋大学腫瘍外科)
江崎　稔 (国立がん研究センター中央病院肝胆膵外科)
江畑智希 (名古屋大学腫瘍外科)
奥野正隆 (名古屋第一赤十字病院外科)
尾辻英彦 (名古屋掖済会病院外科)
加藤健宏 (久美愛厚生病院外科)
國料俊男 (名古屋大学腫瘍外科)
小林真一郎 (中京病院外科)
駒屋憲一 (愛知医科大学消化器外科)
酒徳弥生 (名古屋大学腫瘍外科)
柴田耕治 (桐生厚生総合病院外科)
新宮優二 (名古屋第二赤十字病院外科)
菅原　元 (名古屋大学腫瘍外科)
杉浦禎一 (静岡県立静岡がんセンター肝胆膵外科)
関　　崇 (安城更生病院外科)
高橋　祐 (がん研有明病院消化器外科)
高良大介 (桐生厚生総合病院外科)
田口泰郎 (半田市立半田病院外科)
土屋智敬 (静岡済生会総合病院外科)
中村勇人 (名古屋第二赤十字病院外科)
深見保之 (大垣市民病院外科)
深谷昌秀 (名古屋大学腫瘍外科)
藤枝裕倫 (安城更生病院外科)
水野隆史 (名古屋大学腫瘍外科)
宮田一志 (名古屋大学腫瘍外科)
山口淳平 (名古屋大学腫瘍外科)
山口貴之 (公立西知多総合病院外科)
横山幸浩 (名古屋大学腫瘍外科)
渡邉博行 (名古屋第二赤十字病院外科)

推薦の言葉　「外科の本道に還れ」

　この度上梓された「メスの限界に挑戦した症例」は，2015年4月に第115回日本外科学会定期学術集会が開催された名古屋国際会議場の正面受付の横に設営された企画展示コーナーに所狭しと供覧された数々の超拡大手術シリーズを収載したものである．展示場を訪れた会員からは，どなたからも感嘆の言葉が聞かれた．これらの真に迫力満点の超拡大手術は，学術集会のテーマであった「メスの限界を求めて」行われた根治手術の限界を追求したチャレンジ手術ばかりであった．ほとんどの症例は，画像を見れば多くの施設では切除不能と診断されるものばかりであろうと推測された．情報化時代にあっては，手術不能症例の情報はあっという間に日本中を駆けめぐり，名古屋にたどり着いたものと思われる．肝胆膵手術症例では，局所進行胆道癌に対して門脈・肝動脈・肝静脈・下大静脈などの合併切除再建が行われ，再発直腸癌に対する超拡大骨盤内臓全摘術や，多臓器癌を併発した食道癌症例などは，術前の手術の作戦会議の様子が目の前に浮かんでくるような感覚に囚われる．「超高度技能を要する超拡大根治手術」の代表的なものばかりであり，ほとんどが根治手術の限界を熟達した手術手技と周術期の医療技術を巧みに組み合わせて乗り切ったものである．学会場でパネルを拝見していて，名古屋大学腫瘍外科の梛野教授率いるチームの迫力満点の熱意がヒシヒシと伝わってきたが，今回出版されたこの本のページを開くと，1年前の学会場と同様の臨場感で圧倒されそうである．

　今や低侵襲手術がもてはやされ，新しい機器を使うだけで「高度先進医療」と呼ばれている．私はこの言葉に長い間「何が高度先進か？」との疑念を抱き続けてきた．大部分は従来の手術を新しい機器を用いて低侵襲化を図っただけのことであり，未だに「どうして高度先進か？」という疑問を解消することはできていない．誰も手をつけられないような難治例に対して，練りに練った周術期の医療技術に研ぎ澄まされた手術手技を合体して，これを多くのマンパワーが支えたこのような外科医療こそが「外科版高度先進医療」と呼ぶにふさわしいものであるのではないか？

　「Minimally invasive surgeries が minimally invasive cancers の外科治療に貢献する」一方で，この本に掲載された外科治療シリーズからは「Ultimate surgeries overcome extensively invasive cancers」との印象を受ける．名古屋大学腫瘍外科グループの難治癌と闘う並々ならぬ外科医魂が，本の隅々からほとばしり出ているように感じられる．集学的治療という美辞麗句に惑わされて，困難を避けてメスの手加減をするようなことはなく，外科の王道を邁進する腫瘍外科医の真のあるべき姿ではないかと思う．外科の高度な手術手技を伝承するだけでなく，腫瘍外科医の精神の涵養にも資する画期的な外科手術書である．

愛知県がんセンター名誉総長　二村　雄次

発刊にあたって

　この度，医学図書出版から"メスの限界に挑戦した症例"を発刊する運びとなりました．本書は第115回日本外科学会定期学術集会（2015年4月16～18日，名古屋国際会議場にて開催）の特別企画展示【メスの限界に挑戦した症例：名古屋大学腫瘍外科学教室における経験】で紹介した症例をまとめ，加筆・修正したものです．日本外科学会定期学術集会の特別展示といえば従来，主催校あるいは主催教室の歴史を展示するのが定番でした．しかし，既に二村雄次・中尾昭公両先生がそれぞれ主催された学術集会（105回，110回）において，名古屋大学医学部の歴史を詳細に展示されました．同じことを繰り返しても仕方がないので，【メスの限界を求めて：Breakthrough the Surgical Boundaries】とした本学会のメインテーマに沿って，これまで当教室で切除してきた厳しい症例を厳選し展示することにしました．私の記憶ではこのような企画は過去の学会で見たことは無く，また，ポスターによる症例発表のようで重厚さに欠ける？ので，ご批判を頂くことになるかもしれないと危惧しておりました．しかし，幸い多くの先生方に見ていただき，好評のうちに特別展示を終了することができました．学会終了後，何人かの先生から"本にならないのですか？"との問い合わせがあり，書籍化を検討し実現するに至った次第です．

　本書で取り上げて紹介する症例は，肝胆膵が29例，上部消化管が5例，下部消化管が4例の計38例です．肝胆膵の症例は，すべて私が執刀あるいは前立で手術に参加した症例で，数例を除いて教授になってから，即ちここ10年以内に経験した症例です．上部消化管の症例は深谷昌秀講師，下部消化管の症例は上原圭介講師という拡大手術大好きな新進気鋭の外科医が執刀した症例です．さて，校正をする段階で改めて各症例を見返してみると，手術をするかどうか思いあぐねたこと，手術中に引き返すかどうか散々迷ったこと，思わぬ出血や損傷で冷や汗をかいたこと，術後管理で難渋したことなどが悪夢？のように次々と頭の中を駆け巡りました．特に肝胆膵Ⅰ-1の症例は25歳と若い女性で，予定した手術も無謀ともいえる超拡大高難度手術であり，心配で前夜なかなか寝付かれなかったことが昨日のように思い出されました．よくぞ，耐術してくれた！と患者に感謝するばかりです．もう一度，同じ症例が来たら手術するかどうか？正直，また散々迷うだろうと思います．

　外科医は手術することを本職とするものです．未来ある若い先生方には是非，手術に拘っていただきたいと思います．挑戦する姿勢が無ければメスの限界がどこにあるのか？を明らかにすることはできないでしょう．限界に到達すればそこに新しい光景が，そして新たな限界と思える高い壁が見えてくるはずです．本書が，手術を愛する先生方にとって多少なりとも参考になり，明日からの日常臨床のお役に立つのであれば，これに過ぎる喜びはありません．最後に，書籍化にあたり多大なるご援助いただいた國土典宏理事長をはじめとする日本外科学会の皆様に感謝するとともに，諸兄の御発展を心からお祈り申し上げます．

2016年3月

名古屋大学腫瘍外科　梛野　正人

第115回　日本外科学会定期学術集会 特別展示から

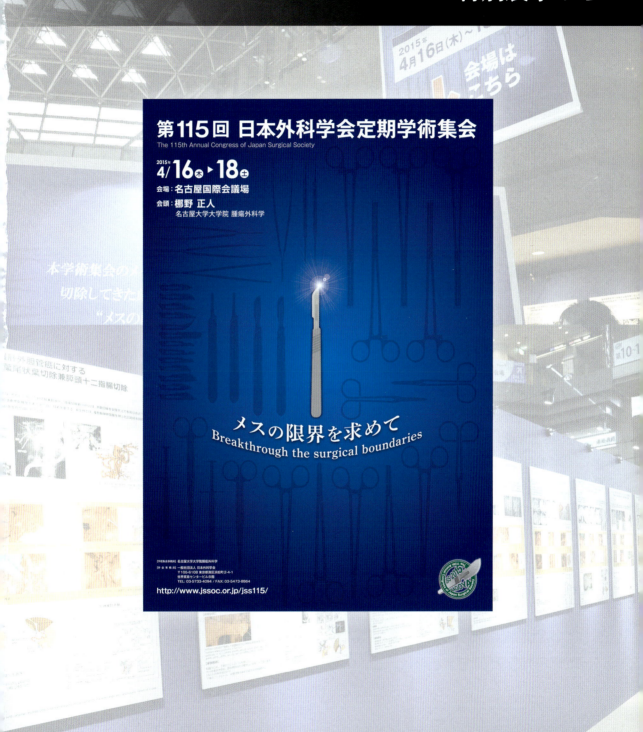

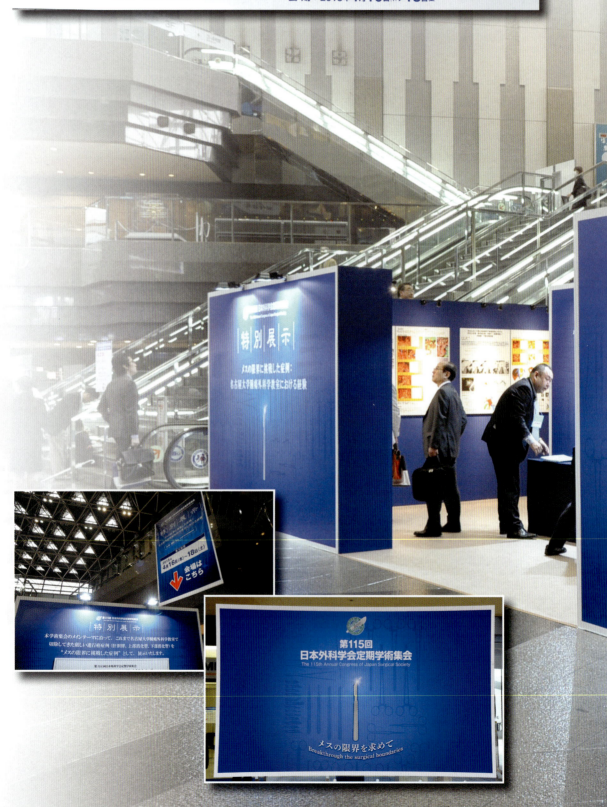

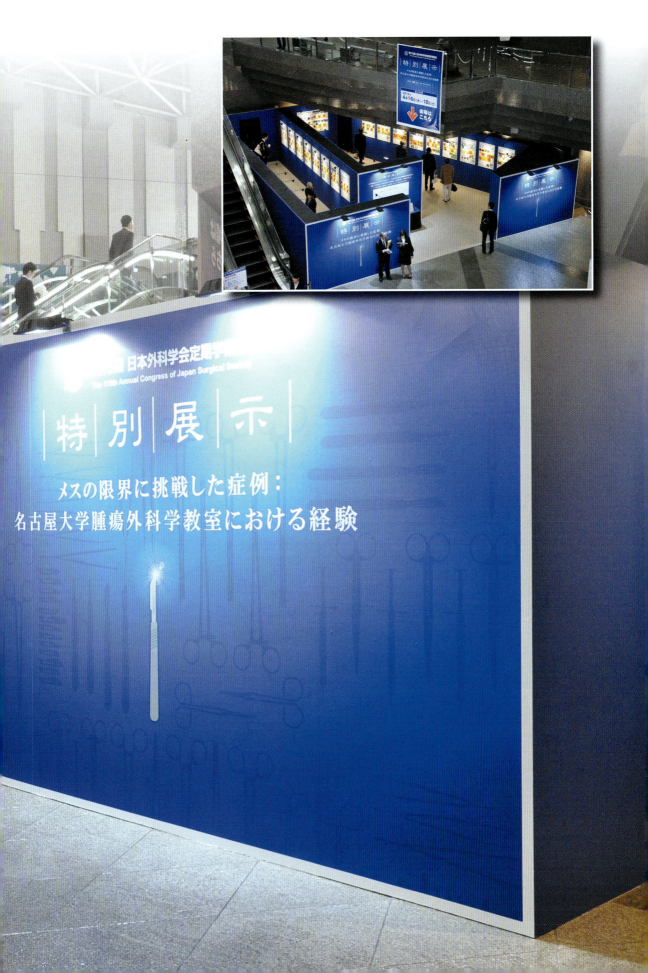

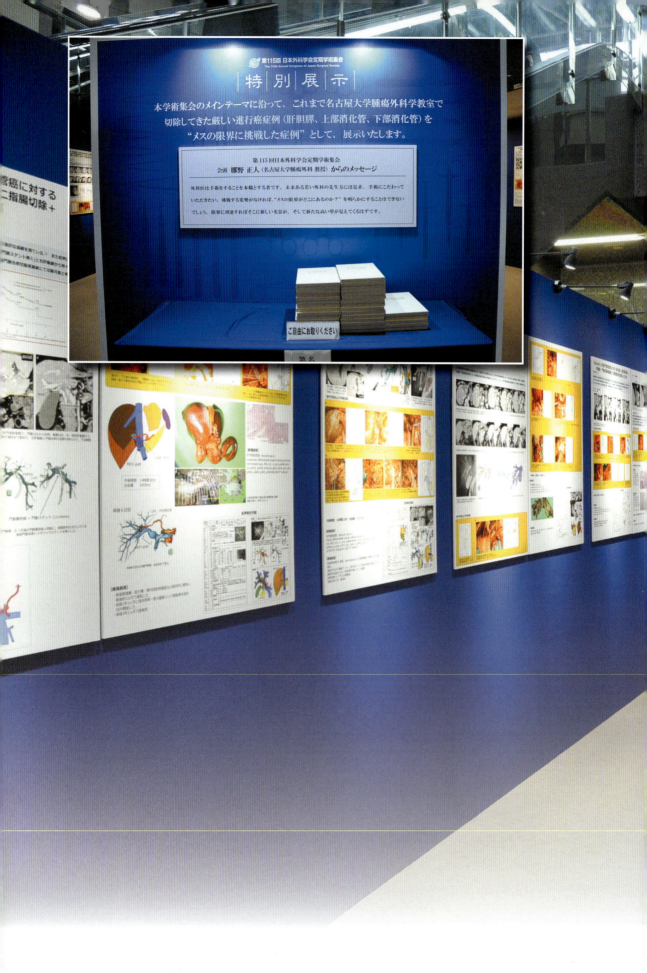

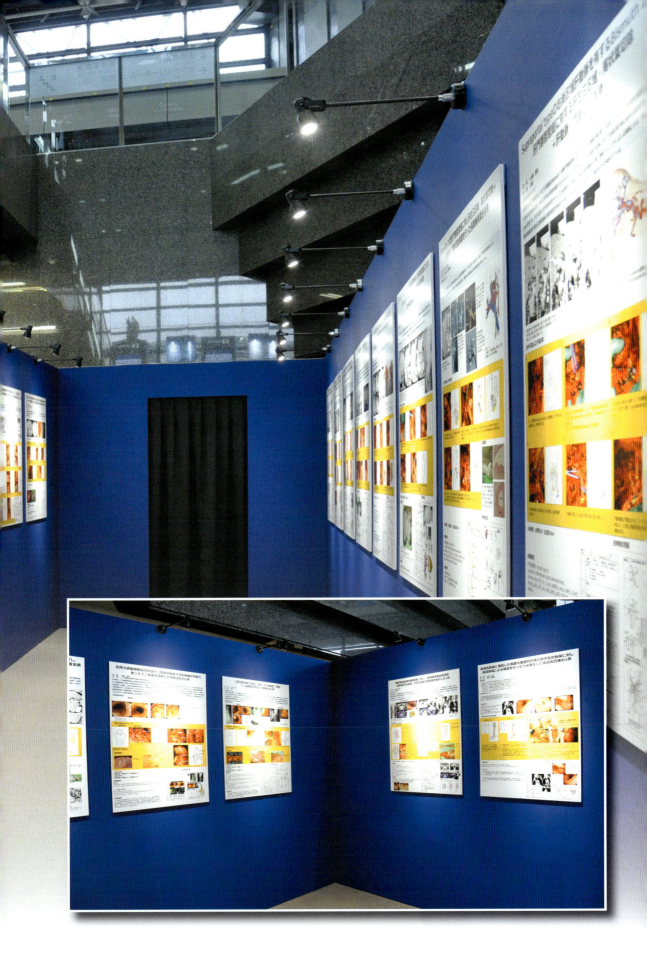

メスの限界に挑戦した症例　目次

I．肝胆膵

1. 肝外胆管切除後の胆管癌再発例に対する肝動脈・門脈切除再建を伴う
肝左三区域・尾状葉切除＋挙上空腸および膵頭十二指腸切除 ……………………………… 1

2. 肝左三区域・尾状葉切除＋膵頭十二指腸切除＋肝動脈・門脈切除再建にて
en-bloc に切除しえた広範囲胆管癌の 1 例 …………………………………………………… 8

3. Bismuth Ⅳ型肝門部胆管癌に対する肝左三区域・尾状葉切除＋膵頭十二指腸切除
＋肝動脈・門脈切除再建 ……………………………………………………………………… 15

4. 肝左葉切除術後の肝門部胆管癌に対する肝前区域・尾状葉切除＋膵頭十二指腸切除
＋肝動脈・門脈切除再建 ……………………………………………………………………… 21

5. 膵・胃体部浸潤，総肝動脈周囲神経叢−右肝動脈前枝に浸潤を伴う
肝門部領域胆管癌に対して肝左三区域・尾状葉切除＋膵頭十二指腸切除
＋肝動脈・門脈切除再建を施行した 1 例 …………………………………………………… 26

6. Bismuth Ⅳ型肝門部胆管癌に対する肝左葉・尾状葉切除＋肝動脈・門脈切除再建後に
下部胆管癌を切除した 1 例 …………………………………………………………………… 32

7. 広範な神経周囲浸潤を伴う肝門部胆管癌に対し，肝左三区域・尾状葉切除
＋膵体尾部切除＋肝動脈・門脈切除再建を施行した 1 例 ………………………………… 39

8. 肝右三区域・尾状葉切除＋膵頭十二指腸切除＋門脈合併切除再建で切除しえた
十二指腸浸潤，門脈・胆管内腫瘍栓を有する転移性肝癌の 1 例 ………………………… 45

9. 広範囲進展肝外胆管癌に対する動脈再建を伴った肝右葉尾状葉切除兼膵頭
十二指腸切除 …………………………………………………………………………………… 49

10. 家族性大腸ポリポーシスによる複数開腹手術歴のある乳頭型胆管癌に対し
胃血流を温存し肝左葉・尾状葉切除＋膵頭十二指腸切除を行った 1 例 ………………… 54

11. 胃全摘後に進行する右肝内胆管狭窄と膵頭部腫瘤に対する肝右葉・尾状葉切除
＋膵頭十二指腸切除＋門脈切除再建の 1 例 ………………………………………………… 59

12. 82 歳高齢者の肝門部胆管癌に対し，十二指腸側胆管断端陽性のため追加 PD を施行
（最終的に Rt HPD）した 1 例 ……………………………………………………………… 64

13. S6 のみを温存する拡大肝左三区域・尾状葉切除を施行した右・中・左肝静脈浸潤を
有する巨大肝内胆管癌の 1 例 ………………………………………………………………… 69

14. 肝門部胆管浸潤および下大静脈浸潤を伴った肝内胆管癌に対する
肝右三区域・尾状葉切除＋下大静脈切除再建（右外腸骨静脈 graft 再建）……………… 74

15. Bismuth Ⅳ型肝門部胆管癌に対し肝左三区域・尾状葉切除＋
肝動脈・門脈切除再建を行い長期無再発生存している 1 例 ……………………………… 78

16. Supraportal type の右後区域肝動脈を有する Bismuth Ⅳ型肝門部胆管癌に対する
    肝左三区域・尾状葉切除＋肝動脈・門脈切除再建 ……………………………… 83

17. Supraportal type の右後区域肝動脈を伴う肝門部胆管癌に対し
    肝左三区域・尾状葉切除＋肝動脈・門脈切除再建を施行した1例 ……………… 88

18. 広範囲に動脈神経叢浸潤を認める Bismuth Ⅳ型肝門部胆管癌に対する
    肝左三区域・尾状葉切除＋肝動脈・門脈切除再建 ……………………………… 93

19. 肝内結石による良性狭窄との鑑別に苦慮した肝門部胆管癌に対する
    肝右葉・尾状葉切除＋肝動脈・門脈合併切除再建 ……………………………… 99

20. 85歳女性の結腸右半切除後肝門部胆管癌に対する
    肝左葉・尾状葉切除＋肝動脈・門脈切除再建 …………………………………… 104

21. Bismuth Ⅳ型肝門部胆管癌に対する門脈ステント留置後，
    右肝動脈切除非再建肝左三区域・尾状葉切除＋門脈切除再建 ………………… 109

22. 右優位 Bismuth Ⅳ型肝門部胆管癌に対する
    "解剖学的"肝右三区域・尾状葉切除＋門脈合併切除再建 ……………………… 114

23. 門脈塞栓術＋肝動脈塞栓術後に肝左三区域・尾状葉切除にて
    切除しえた肝門部胆管癌の1例 …………………………………………………… 119

24. 胆嚢炎術後病理診断にて判明した限局性腹膜播種を伴う
    胆嚢癌に対して化学療法後に切除した1例 ……………………………………… 123

25. Self-expanding metallic stents 挿入＋化学放射線療法施行後に
    Salvage hepatectomy を施行し pCR であった傍大動脈リンパ節転移を伴う
    肝門部胆管癌の1例 ………………………………………………………………… 128

26. 門脈塞栓後も残肝量不足が懸念される Bismuth Ⅳ型肝門部胆管癌に対して
    左尾状葉温存"解剖学的"右三区域切除術を施行した1例 ……………………… 133

27. 胆嚢癌に対し肝中央二区域切除後，腹膜播種を膵体尾部切除および
    胃切除＋挙上空腸切除＋右半結腸切除＋腹壁合併切除により2回切除し，
    初回切除後5年4か月生存した1例 ……………………………………………… 138

28. 中右肝静脈（MRHV）をドレナージ静脈として温存する肝左葉，
    S78切除を予定した血液凝固障害を伴う巨大肝血管腫 ………………………… 147

29. 門脈合併切除再建を併施し切除しえた巨大膵粘液性囊胞腺癌の1例 …………… 152

Ⅱ．上部消化管

1. S状結腸癌膀胱浸潤，同時性多発肝転移，重複食道癌に対し，前方骨盤内臓全摘，
   肝部分切除，二期的に3領域郭清食道亜全摘を施行した1例 ………………… 157

- 2. 右胃大網動静脈温存膵頭十二指腸切除術で胃管再建が可能であった
  十二指腸乳頭部癌合併食道癌の1例 ……………………………………………………… 163
- 3. 二期分割手術で安全に切除しえた食道癌，胃癌，十二指腸乳頭部癌の3重複癌の1例 … 168
- 4. 頸部食道癌吻合部再発に対し，咽頭喉頭食道全摘術・縦隔気管孔造設・
  胃管遊離空腸再建を施行した1例 ………………………………………………………… 174
- 5. 食道癌術後に発症した胸部大動脈胃管瘻の術中気管損傷に対し食道断端による
  被覆を行ったため発症した食道気管瘻の1例 …………………………………………… 179

III. 下部消化管

- 1. 術前化学療法後に骨盤内臓全摘・大動脈周囲LN郭清および
  肝切除術を行い長期生存中であるStage IV直腸癌の1例 ……………………………… 184
- 2. 仙骨合併骨盤内臓全摘術—R0切除のための工夫— …………………………………… 188
- 3. 右内閉鎖筋・坐骨浸潤を伴う直腸癌術後局所再発に対し
  骨盤内臓全摘術・恥坐骨合併切除を施行した1例 ……………………………………… 193
- 4. 恥骨浸潤を伴う直腸癌会陰再発に対して恥坐骨陰茎合併切除を伴う
  骨盤内臓全摘術を施行した1例 …………………………………………………………… 198

I 肝胆膵

1 肝外胆管切除後の胆管癌再発例に対する肝動脈・門脈切除再建を伴う肝左三区域・尾状葉切除＋挙上空腸および膵頭十二指腸切除

- **症　例**　25歳　女性
- **主　訴**　発熱
- **現病歴**　2002年　A病院で先天性胆道拡張症に対し，肝外胆管切除・胆管空腸吻合再建．病理で癌が検出された（well，pT1，NX，H0P0M0）．
　　　　　　2006年　胆管空腸吻合部と十二指腸に狭窄を伴う肝門部再発をきたし，A病院でPTBDおよび胃空腸吻合術を施行．
　　　　　　2007年　B病院で胆管空腸吻合部狭窄にmetallic stentを留置．その後胆管炎を繰り返す．
　　　　　　同年　　外科的治療目的に当院へ紹介．

▶本症例のポイント

肝外胆管切除後，右肝動脈・門脈・膵頭部へ浸潤を認める胆管癌再発例に対し，右肝動脈・門脈切除を伴う肝左三区域切除＋挙上空腸および膵頭十二指腸切除を適応とした．胆管癌に対する治療で最も良好な予後が期待できるものは，外科的治癒切除であることは言うまでもない．本症例では，周囲臓器・脈管へ広範に浸潤した再発胆管癌に積極的な拡大手術を施行した結果，治癒切除が達成された．

術前画像

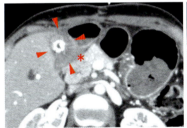
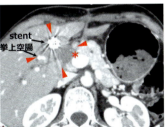

術前造影MDCT：肝門部から膵頭部にかけ，辺縁不整で境界不明瞭な腫瘍（矢頭）を認め，十二指腸・膵頭部（＊）へ浸潤がみられる．肝内胆管は嚢状に拡張している．腫瘍は門脈本幹から右門脈前後区域枝分岐部にかけて浸潤し，動脈には，総肝動脈から胃十二指腸動脈分岐部および左右肝動脈分岐にかけ浸潤している．

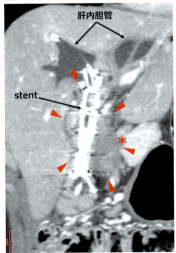
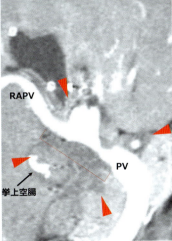
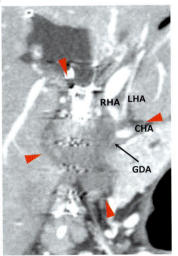

I. 肝胆膵

3D-portography

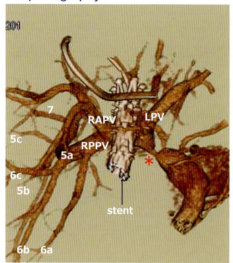

門脈本幹から右前・後区域枝分岐部にかけて浸潤を認め，門脈本幹は著明に狭窄している（＊）．

Angiography

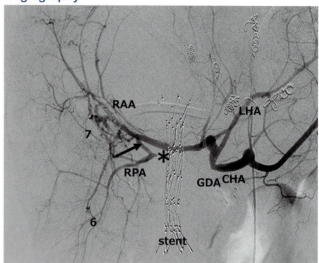

総肝動脈から，胃十二指腸動脈分岐部，左右肝動脈分岐部にわたり浸潤を認める．右肝動脈は胆管空腸吻合部の腹側を走行し（ステントの前面），肝動脈右後区域枝は浸潤により途絶し（＊），前区域枝からの側副血行路（矢印）で血流が供給されている．

Cholangiography

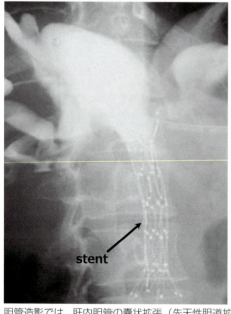

schema

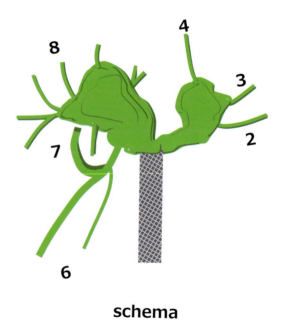

胆管造影では，肝内胆管の囊状拡張（先天性胆道拡張症）により鮮明な胆管像が得られず詳細は不明．schema の如く左肝管，右前区域枝から右肝管にかけ囊状拡張あり．

術前要約

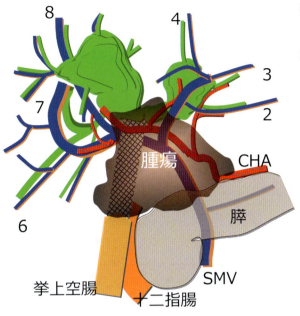

臨床経過
・癌を併発した胆道拡張症術後の再発
（ステント，PTBD 留置後）

画像所見
・挙上空腸，十二指腸，膵へ浸潤
・広範囲門脈浸潤
・広範囲動脈浸潤
・肝内胆管拡張

門脈ステント留置および門脈塞栓術

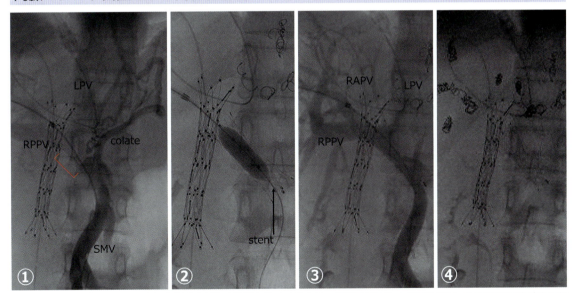

門脈狭窄（└┘）によるさらなる側副血行路の発達を防止するため，門脈内ステント留置を行い，同時に門脈塞栓術を施行．①門脈は著明に狭窄し，側副血行路が認められる．②左門脈塞栓後，門脈内ステントを留置し，バルーン拡張を施行．③狭窄の改善と肝内門脈の血流増加が認められる．④最後に右前区域枝・尾状葉門脈枝の塞栓を施行．

I. 肝胆膵

術中写真および手術記事

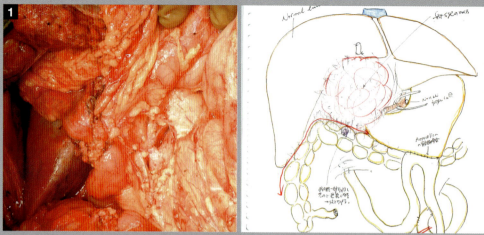

肝下面の癒着強い．腫瘍は手拳大．H0P0．横行結腸浸潤あり．

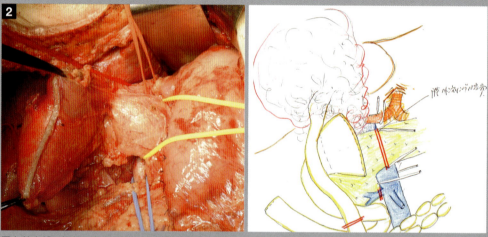

胃を前庭部で切離，挙上空腸切離．横行結腸も合併切除．
CHA を skeletonization した後，門脈全面で膵トンネリング．

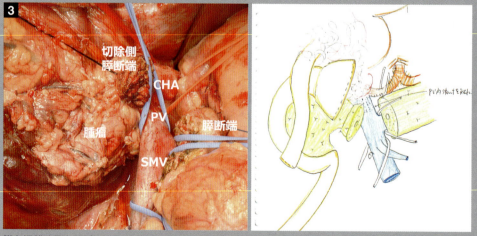

膵を切離すると門脈にステントの下端を触知した．LPV と RAPV は塞栓してあるので，CHA をクランプすると demarcation line が出現．

1. 肝外胆管切除後の胆管癌再発例に対する肝動脈・門脈切除再建を伴う肝左三区域・尾状葉切除＋挙上空腸および膵頭十二指腸切除

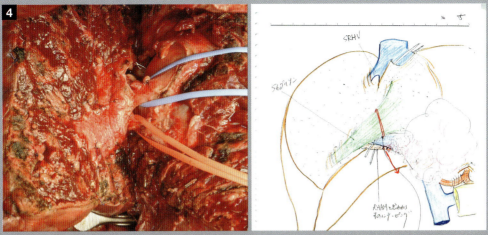

左側より肝の授動を行い SHV はすべて切離．Demarcation に沿って肝離断を行った．肝門では，門脈と胆管の剥離が困難なため，胆管を先に切離した（写真は胆管切離後，RPPV と RPHA にテーピング）．

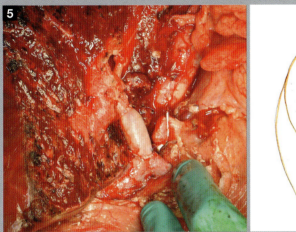
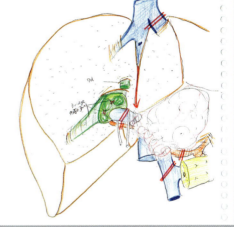

CHA と RPHA を切離．肝静脈を切離し肝離断をすすめ，最後に PV と RPPV を切離し摘出．PV 再建は外腸骨静脈グラフトを用いて再建（写真は PV 再建後）．

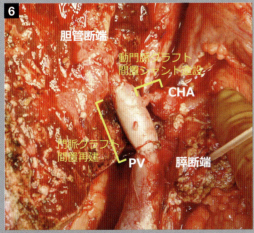
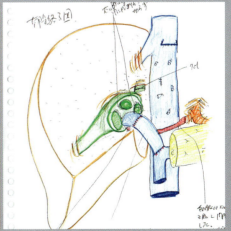

RPHA 断端の内腔狭小化していたため，動脈再建は断念．
形成外科医により橈骨動脈グラフトを用いて動脈門脈シャント造設．

手術時間　19 時間 27 分，出血量　10,799ml

I. 肝胆膵

手術要約

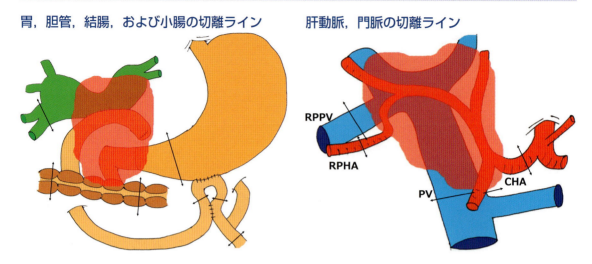

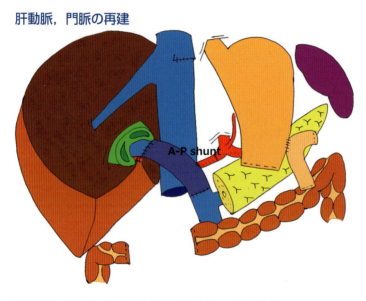

術　式：肝左3区域・尾状葉切除＋膵頭十二指腸切除＋門脈合併切除・外腸骨静脈間置再建＋動門脈シャント造設（橈骨動脈間置再建）＋結腸部分切除

病理診断

再発胆管癌,
moderately differentiated tubular adenocarcinoma,
intermediate type, INFβ, ly1, v0, pn2, pHinf2, pPanc2, pDu2, pPV2, pA1, pNX, pEM0, pHM0

術後経過

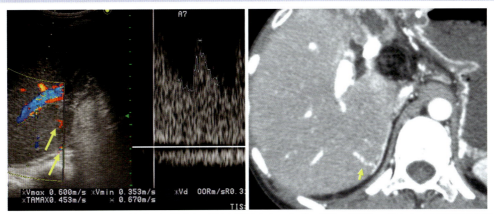

術後門脈血流は定常波でA-Pshunt付近でも動脈波の混在は認めなかったが．術後5日目に，肝内S7で動脈が逆行性の拍動波としては検出され（矢印），術後24日目ダイナミックCTで，右下横隔動脈からの血流を認めた（短矢印）．肝梗，敗血症などを発症したが，保存的に改善．術後第47病日に退院．

術後局所再発に対し，2度切除を行ったが，術後7年2か月，局所再発により原病死．

症例検討用紙

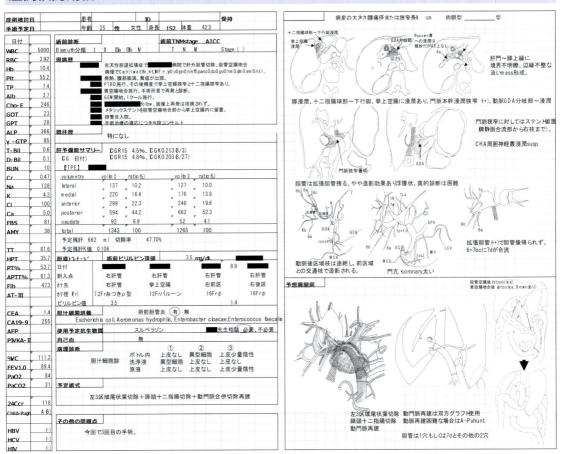

文献：Yamada M, et al. Hepatopancreatoduodenectomy for local recurrence of cholangiocarcinoma after excision of a type IV-A congenital choledochal cyst: a case report. Surg Case Rep 2016 2: 19.

I 肝胆膵

2　肝左三区域・尾状葉切除＋膵頭十二指腸切除＋肝動脈・門脈切除再建にて en-bloc に切除しえた広範囲胆管癌の 1 例

- ●症　例　53 歳　女性
- ●主　訴　黄疸

▶本症例のポイント

拡張型膵胆管合流異常症に発生した広範囲神経周囲浸潤を伴う Bismuth Ⅳ型肝門部胆管癌．初診時に右肺に 5 mm 大の小結節を 3 個認め，胸腔鏡下肺部分切除を施行，診断は硬化性血管腫であった．術前治療として S-1（80 mg/m²）＋CDDP（60 mg/m²）を施行したが，1 コースで発熱あり中止．治療効果は SD であった．肝左三区域・尾状葉切除＋膵頭十二指腸切除＋肝動脈・門脈切除再建（L3-HLPD）を適応とした．右後区域肝動脈の動脈再建 graft は左胃動脈を使用し端々吻合した．門脈後区域枝は右外腸骨静脈 graft を用い間置再建した．

術前画像

水平断像

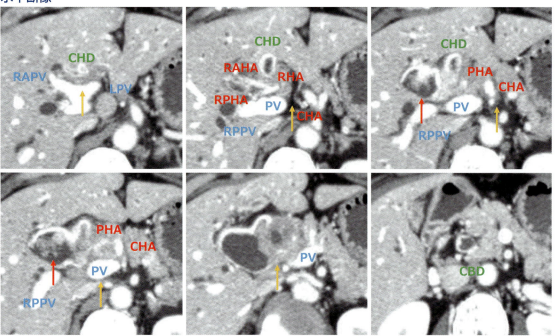

（画像の説明は次ページ参照）

冠状断像

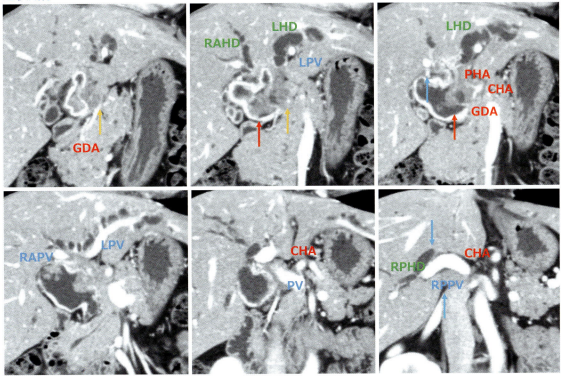

水平断像：左側より右側に頭側から尾側を示す．冠状断像：左側より右側に腹側から背側を示す．
- 胆管系：左側優位の Bismuth Ⅳ型肝門部胆管癌である（赤矢印）．下流側は膵内胆管まで胆管壁の造影効果を認める．また広範囲に神経周囲浸潤を認める（橙矢印）．
- 動脈系：総肝動脈・固有肝動脈・胃十二指腸動脈・右肝動脈および右前後区域枝分岐部の範囲で腫瘍との境界は不明瞭であり，浸潤ありと診断した（橙矢印）．
- 門脈系：門脈本幹から先行分岐する右後区域枝分岐部，前区域枝・左門脈の広い範囲で腫瘍と接している．
- 右後区域枝の胆管，肝動脈，門脈は後区域に入る Rouviere 溝のあたりでは明らかな腫瘍の浸潤はないと診断した（青矢印）．

造影 MDCT，Volume Rendering 画像

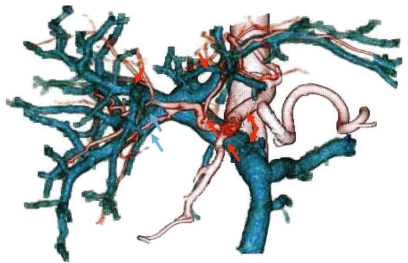

- 腫瘍の浸潤範囲は広範な神経周囲浸潤の結果，動脈の狭窄を呈した．また門脈は本幹から左および前区域枝までの広範囲で接していた（赤矢印）．
- 右後区域肝動脈および右後区域門脈は浸潤無しと診断（青矢印）．

Ⅰ. 肝胆膵

術前肺CT

S5　　　　　　　　S9　　　　　　　　S10

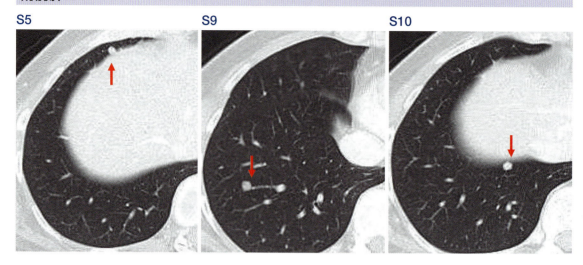

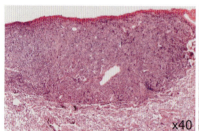
×40

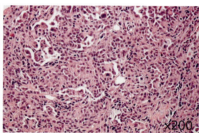
×200

右肺に3か所の小結節性病変を認めた. 多発肺転移を強く疑ったが, 病理学的診断のために, 胸腔鏡下肺部分切除を施行.
病理結果は, 硬化性血管腫であった.

術前予想展開図

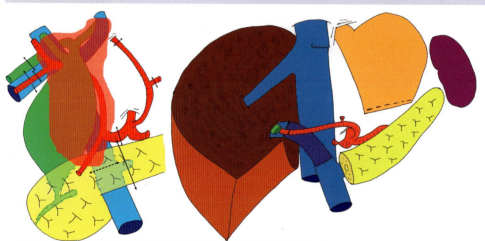

・拡張した胆管の隆起性病変を主病変とし広範な神経周囲浸潤を伴ったBismuth Ⅳ型の肝門部胆管癌.
・肝左三区域・尾状葉切除＋膵頭十二指腸切除＋肝動脈・門脈切除再建を行い, 神経叢も含め一括切除できれば根治切除可能と診断した.

術前化学療法

術前減黄・PTPE後の肝肥大など長期の術前待期期間が予想された. 適応外申請をしたのち, SP治療 {S-1 (80 mg／m^2), D1-21＋CDDP (60 mg／m^2), D1} を施行. D14に胆管炎による発熱で中断し, 1コース完遂には至らなかった. 治療効果はSDであった.

術中写真および手術記事

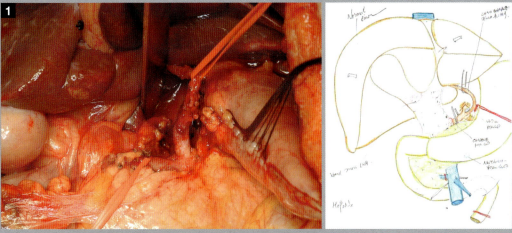

開腹時,H0 P0. 腫瘍は肝門部に触知.
No. 16b1int LN,CHA 周囲神経叢,No. 7 LN はいずれも迅速病理診断で癌陰性.
根治切除可能と判断した.RPHA の再建に用いる目的で,LGA より分枝している LHA を長く残して切離した.

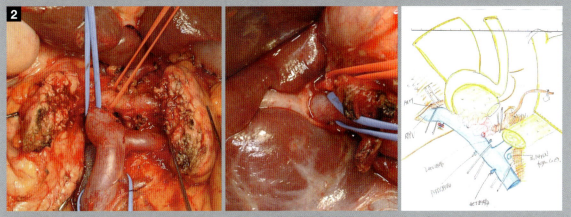

膵を離断し PD を施行,SMV,SV,PV を taping. Rouviere 溝で浸潤部末梢側の RPHA,RPV を taping.

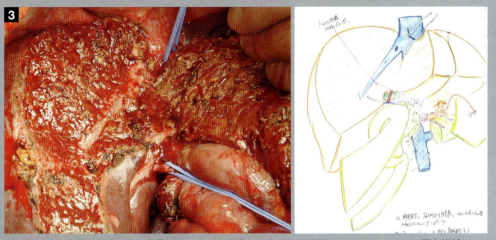

術前の左三区域門脈塞栓により肝動脈を clamp し出現した右前後区域間の demarcation line で肝を離断. RHV を全長にわたり露出,RPPV,LHV・MHV に taping. この後,胆管後区域枝切離,CHA 根部を結紮切離. LHV・MHV 切離,門脈切離し標本を摘出.

I. 肝胆膵

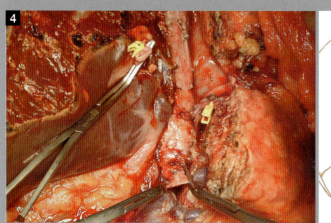
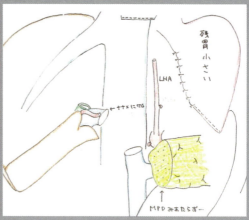

標本摘出後．
血管クリップは，RPHA（左）とLHA／LGA断端（右）
サティンスキーは，RPPV（左）とSMV・SV（右）

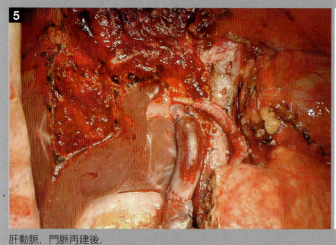
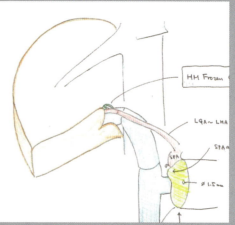

肝動脈，門脈再建後．
肝動脈再建：LHA-RPHA端々吻合（形成外科医による）．
門脈再建：右外腸骨静脈グラフト間置による再建．

手術時間　15時間35分，出血量　2,643 ml
温阻血時間　32分，門脈遮断　32分，動脈遮断　105分

病理診断

肝門部胆管癌　Bismuth type Ⅳ,
Tubular adenocarcinoma, tub3＞tub2＞tub1, scirrhous type,
INFγ, int, ly3, v0, pn3β, patBhlrcsmi, se, pHinf1b, pGinf3, pPanc1b, pDu2, pPV2, pA1, pN1, pHM0 pDM0, pEM0.
pT4 N1 M0 stage Ⅳa（JBS 5th edition）.

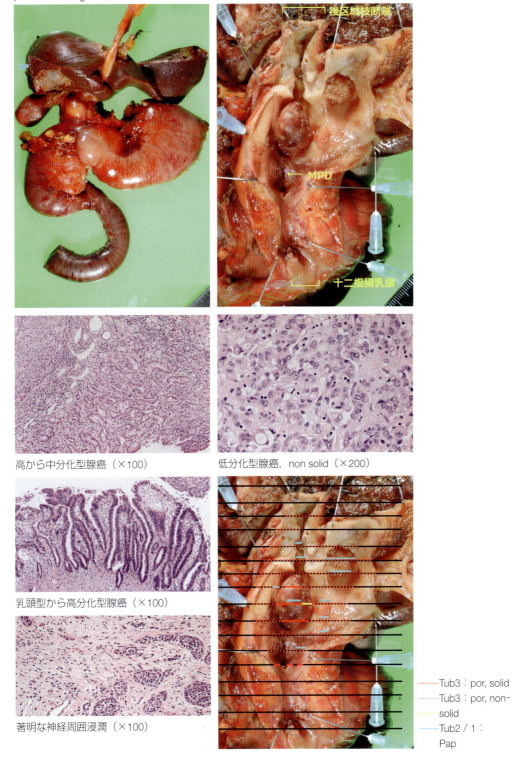

高から中分化型腺癌（×100）　　低分化型腺癌, non solid（×200）

乳頭型から高分化型腺癌（×100）

著明な神経周囲浸潤（×100）

―― Tub3：por, solid
---- Tub3：por, non-solid
―― Tub2／1：Pap

I. 肝胆膵

術後経過

- 膵液瘻を認めるも保存的治療で軽快. 術後第55病日に退院.
- 根治術後9か月, 局所再発疑いにて50 Gyの放射線対外照射を施行しcCR.
- 根治術後1年2か月, 肝, 骨, 肺転移を認めGemcitabineによる化学療法施行.
- 術後1年10か月で原病死.

症例検討用紙

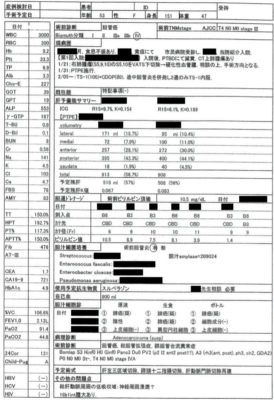

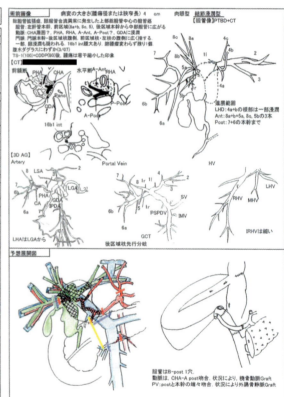

I-3 肝胆膵

Bismuth Ⅳ型肝門部胆管癌に対する肝左三区域・尾状葉切除＋膵頭十二指腸切除＋肝動脈・門脈切除再建

- ● 症　例　73歳　女性
- ● 主　訴　黄疸

▶本症例のポイント

教室では肝門部胆管癌門脈肝動脈浸潤症例に対して，血行再建を伴う左側肝切除術を積極的に施行しており良好な成績を得ている．また症例によっては，かかる術式に加えて膵頭十二指腸切除術を付加した超拡大手術も行っている．本症例は門脈高度浸潤（術前門脈ステント挿入）と右肝動脈から胃十二指腸動脈までの浸潤を有する Bismuth Ⅳ型広範進展肝門部胆管癌だが，肝左三区域尾状葉切除・膵頭十二指腸切除・動門脈合併切除再建術にて切除可能と判断した．

術前画像

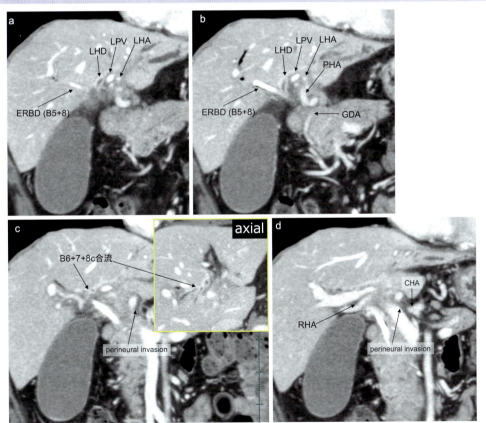

術前造影 MDCT 画像冠状断像：左側より右側に腹側から背側を示す．前医 ERBD チューブが前区域に挿入されている．左側優位の Bismuth Ⅳ型肝門部胆管癌で，門脈は左から本幹，動脈は左・右・固有肝動脈さらに GDA から総肝動脈にかけて，神経周囲浸潤を示唆する low density area が連続していた．上流側胆管は造影効果を伴う壁肥厚を門脈頭側の後区域枝まで認めた．右肝動脈と門脈本幹の浸潤も明らかで，下流側胆管の壁肥厚も認めた．

Ⅰ. 肝胆膵

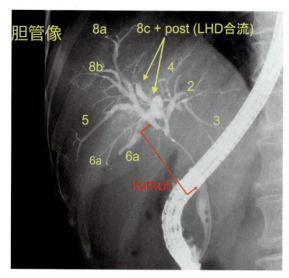

当院入院後にERBD抜去，ENBD挿入時の胆管像を示す．8c＋後区域枝が左肝管に合流する形態で，それより上流側まで進展を認めた．肝切除術式は左三区域尾状葉切除を想定し，ENBDを後区域に挿入した．

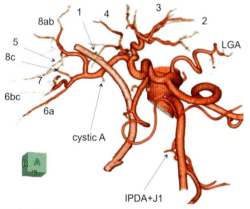

3D動脈像：後区域枝は南回り．

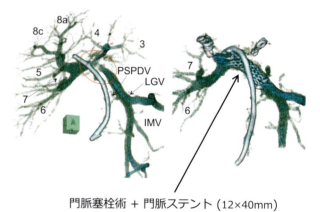

門脈塞栓術 ＋ 門脈ステント (12×40mm)

3D門脈像：左3区域の門脈塞栓術と同時に，浸潤狭窄をきたしている術前門脈本幹にメタリックステントを挿入した．

術前診断のまとめ

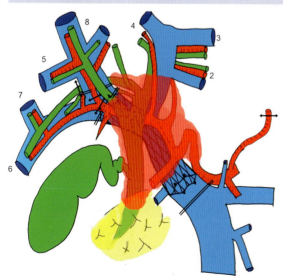

肝予備能
　ICG　R15＝9.4%　K＝0.168
肝左3区域尾状葉切除
　予定残肝 308 ml
　切除率　66.1%
　予定残肝 K＝0.057
予定術式
　肝左3区域尾状葉切除，膵頭十二指腸切除
　肝動脈・門脈合併切除再建（LGA-RHA，外腸骨静脈 graft）

術中写真および手術記事

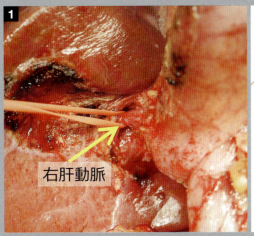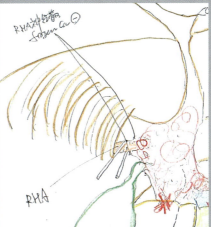

P0, H0 で, #16番リンパ節 Frozen 癌陰性.
肝側右肝動脈テーピング時の写真, 神経叢 Frozen 癌陰性.

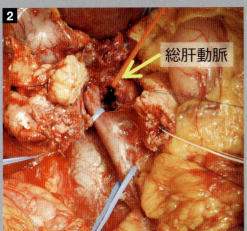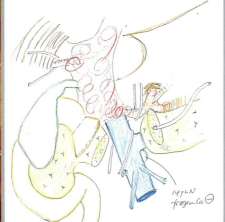

写真は膵切離終了時. 正常膵で, CHA の神経叢（黄色矢印）Frozen も癌陰性.

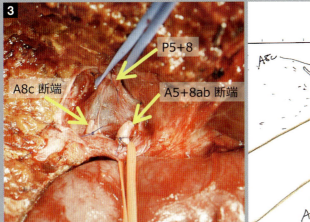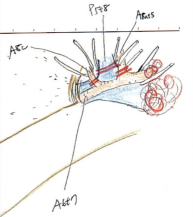

CHA のクランプでデマルケーション出現し, 肝離断を開始した. 写真は前区の動脈を処理し, 前区の門脈をテーピングしたところ.

I. 肝胆膵

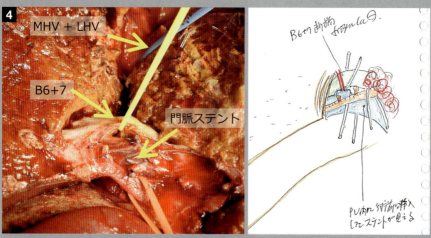

黄色テープは後区域胆管で，切離後 Frozen は癌陰性．画面一番下の黄色矢印に門脈ステントが透見できる．

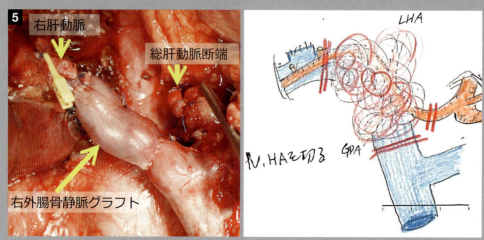

門脈は外腸骨静脈グラフトを用いて再建．CHA はほぼその根部で切離されている．

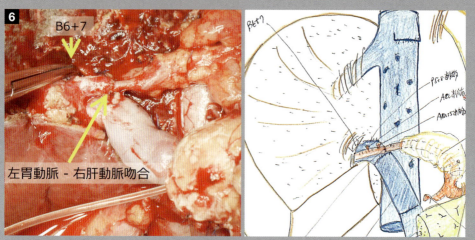

LGA を長く skeletonize し，rotating して右肝動脈断端と顕微鏡下で端々吻合（形成外科医による）．

手術時間　14 時間 30 分．出血量　3,495ml

手術のSchema

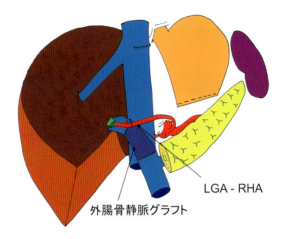

LGA - RHA
外腸骨静脈グラフト

病理診断

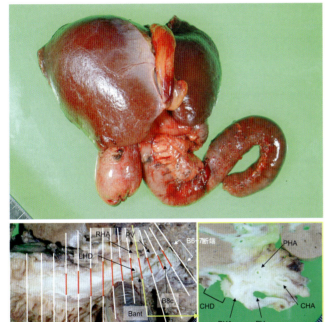

合併切除門脈下流側近傍の剥離断端に腫瘍細胞を認め，pEM2となった．

肝門部胆管癌　Bismuth type Ⅳ,
moderately differentiated tubular adenocarcinoma,
Intermediate type, INFγ, ly1, v1, pn2, patBhlcrsmi,
Se, pHinf2, pGinf0, pPnac1b, pDu2, pPV3, pA1, pN1,
pHM1, pDM0, pEM2, pT4N1M0（JBS 5th edition）

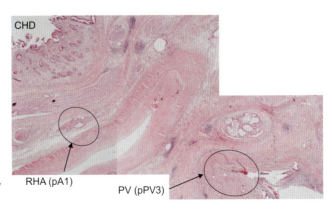

I. 肝胆膵

術後経過

術後6日目の3D動・門脈画像

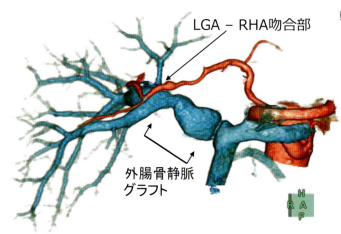

動脈および門脈の血流は良好である．

- 膵液瘻・胆汁瘻・胃内容排泄遅延などを発症したが，保存的に軽快した．術後第109病日に退院．
- 術後2年1か月に局所再発・傍大動脈リンパ節転移を認め，GEMによる化学療法を施行．
- 術後3年1か月で原病死．

症例検討用紙

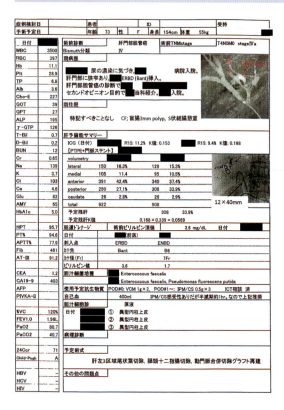
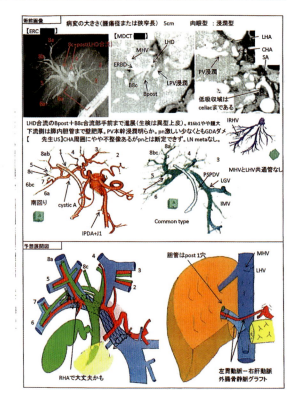

I-4 肝胆膵

肝左葉切除術後の肝門部胆管癌に対する肝前区域・尾状葉切除＋膵頭十二指腸切除＋肝動脈・門脈切除再建

- **症　例**　63歳　女性
- **主　訴**　黄疸

▶本症例のポイント

18年前に良性疾患で肝左葉切除・胆嚢摘出・総胆管切開切石の既往がある．右前後区域胆管合流部から中部胆管および，右肝動脈および門脈への浸潤を伴う肝門部胆管癌に対し，肝前区域・尾状葉切除＋膵頭十二指腸切除＋肝動脈門脈切除再建を行った．癌の肝内深部進展と肝の変形により後区域グリソンの肝外処理が不能であったため，肝離断を先行して後区域グリソンにアプローチし切除を行った．右肝動脈は胃十二指腸動脈を，門脈は右外腸骨静脈graftを用いて再建した．

術前画像

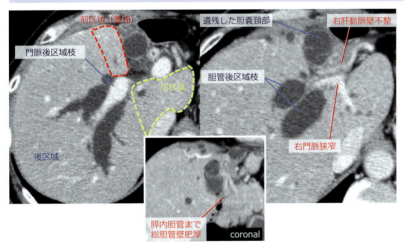

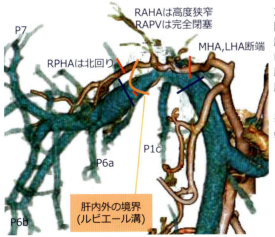

左葉切除後．門脈前区域枝が腫瘍により閉塞しているため，前区域が萎縮して強い変形を認める．
肝門部の腫瘍性病変は後区域深部まで進展．肝門部胆管の構造は確認できず，肝外胆管は膵上縁まで壁肥厚所見を認める．右肝動脈の壁不整と門脈の強い狭窄を認める．血管構築像で，門脈前区域枝が浸潤により完全閉塞しており，動脈も高度狭窄あり．狭窄は動脈門脈ともに肝内まで及んでおり，後区域分離限界での切離再建が予想される．門脈の狭窄長は長く，再建にはgraftを要する．

I. 肝胆膵

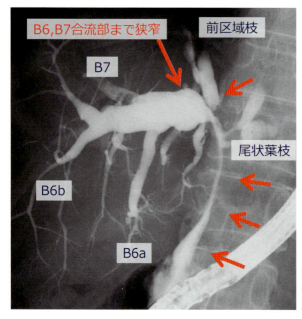

前後区域胆管は泣き別れで，B6とB7合流部まで壁不整像あり．肝側はB6a，B6bc，B7の3穴となる．下流側は膵内胆管への進展あり，PDが必要となる．

術中写真および手術記事

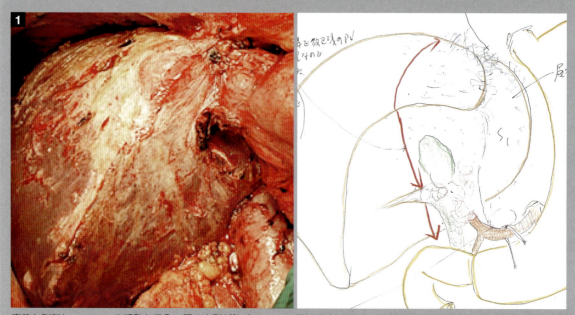

癒着を剥離し，Kocherの授動を行う．肝の変形が強くRouviere溝は同定できず，この時点で肝外での後区域門脈の同定は不能．前・後区域境界と思われる所で肝離断を先行（手術記事赤矢印）．尾状葉は著明に肥大している．

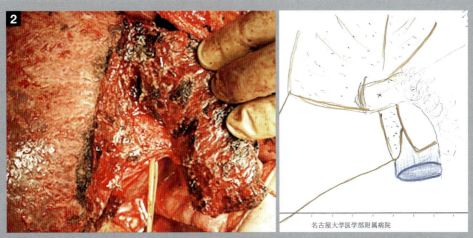

肝離断を先行し，後区域 Glisson に到達．脈管の分離はできなかったが，触診で軟らかく切除可能と判断した．先行分岐した A6a は切離・非再建とした．後区域 Glisson を残して肝離断を完了した．

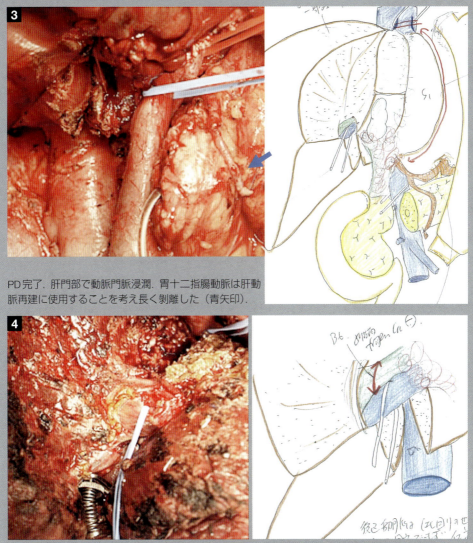

PD完了．肝門部で動脈門脈浸潤．胃十二指腸動脈は肝動脈再建に使用することを考え長く剝離した（青矢印）．

後区域 Glisson の処理．RPHA は右前区域門脈の頭背側を通過する supraportal type であり同定困難であった．まず胆管を切離した．B6a，B6bc，B7 の 3 穴となった．

Ⅰ. 肝胆膵

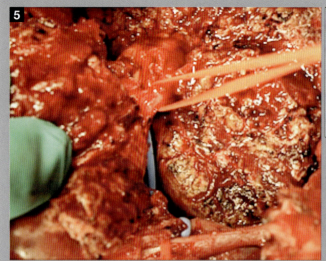
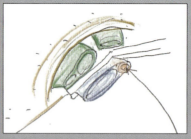

切除側を右に牽引して後区域グリソンを背側より観察. supraportal type の RPHA が門脈と強く癒合して並走し, 分離に難渋した.

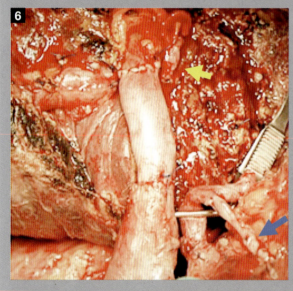

門脈は右外腸骨静脈 graft を用いて再建. 黄矢印は RPHA 断端.
動脈は GDA（青矢印）を用いて形成外科医により顕微鏡下に再建.
胆管は1穴に形成し再建した.

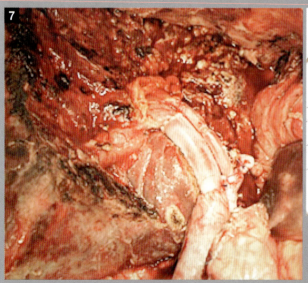
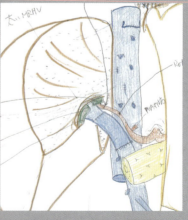

手術時間　16 時間 10 分, 出血量　2,157 ml

病理診断

肝門部胆管癌　Bismuth type Ⅳ,
Poorly differentiated tubular adenocarcinoma
int, INFγ, ly2, v1, pn3, patBscrhmiC, ss / sx, pHinf1b, pGinf0, pPanc1a, pDu0, pPV3, pA1, pN（＋）, pHM1, pEM1
pT4N1M0　fStage Ⅳa（JBS 5th edition）

術後経過

膵液瘻を発症するも保存的に軽快．術後第48病日に退院．Gemcitabineによる術後補助化学療法を半年間施行．
術後1年1か月　腫瘍マーカー上昇があり，CTで局所再発を認める．門脈狭窄も認めたため，経皮経肝門脈ステントを留置．
再発治療としてTS-1内服開始
術後2年8か月，原病死．

症例検討用紙

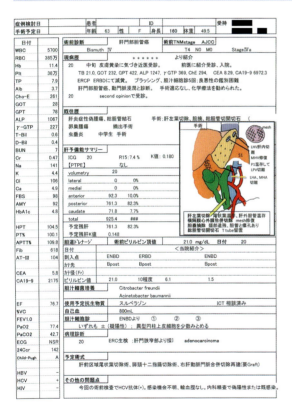
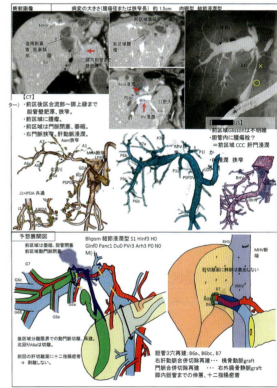

I 肝胆膵

5 膵・胃体部浸潤，総肝動脈周囲神経叢-右肝動脈前枝に浸潤を伴う肝門部領域胆管癌に対して肝左三区域・尾状葉切除＋膵頭十二指腸切除＋肝動脈・門脈切除再建を施行した1例

- **症　例**　67歳　男性
- **主　訴**　嘔気

▶本症例のポイント

膵・胃体部浸潤，総肝動脈-右肝動脈前枝にかけて浸潤を伴う左側優位の Bismuth IV 型肝門部領域胆管癌に対し，肝左三区域・尾状葉切除＋膵頭十二指腸切除＋肝動脈・門脈切除再建を施行した．右肝動脈後区域枝の再建は左胃動脈を rotating することにより，また門脈の再建は右外腸骨グラフトを用いて間置再建した．

術前画像

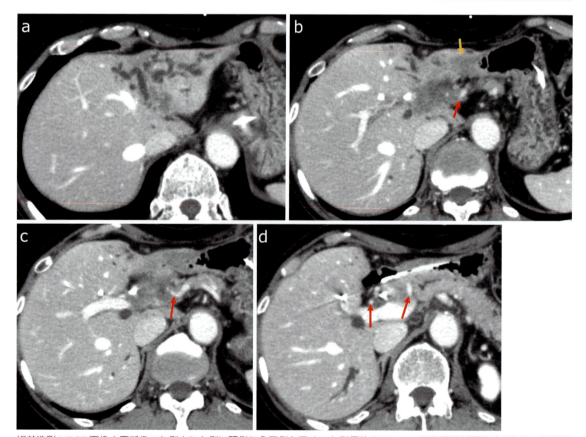

術前造影 MDCT 画像水平断像：左側より右側に頭側から尾側を示す．左側優位の Bismuth IV 型肝門部胆管癌である．総肝動脈根部付近から固有動脈およびその前区域枝と腫瘍との境界は不明瞭であり，腫瘍浸潤ありと診断した（赤矢印）．胃体部と腫瘍との境界も不明瞭であり腫瘍浸潤ありと診断した（橙矢印）．

5. 膵・胃体部浸潤, 総肝動脈周囲神経叢-右肝動脈前枝に浸潤を伴う肝門部領域胆管癌に対して肝左三区域・尾状葉切除＋膵頭十二指腸切除＋肝動脈・門脈切除再建を施行した1例

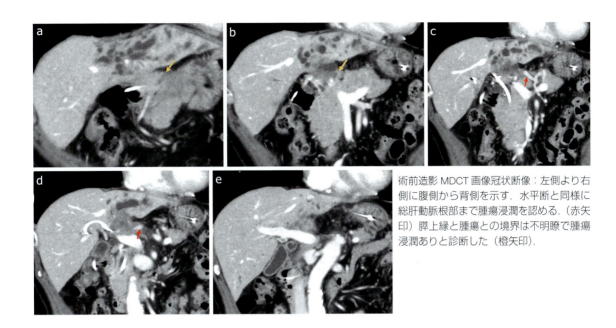

術前造影MDCT画像冠状断像：左側より右側に腹側から背側を示す．水平断と同様に総肝動脈根部まで腫瘍浸潤を認める．（赤矢印）膵上縁と腫瘍との境界は不明瞭で腫瘍浸潤ありと診断した（橙矢印）．

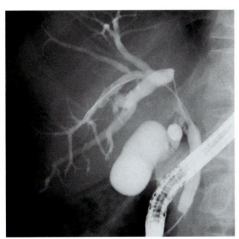

術前ERCでは左胆管は造影されず右胆管前区域枝, 後区域枝の合流部を越えて狭窄所見を認める．

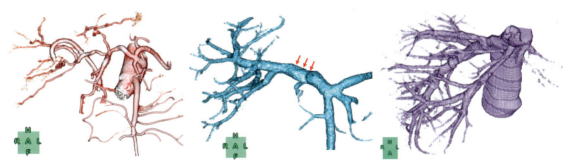

術前造影MDCTによる血管3D構築像：動脈像（左），門脈像（中），静脈像（右）．門脈本幹に変形および門脈左枝の欠損（赤矢印）を認める．

I. 肝胆膵

術中写真および手術記事

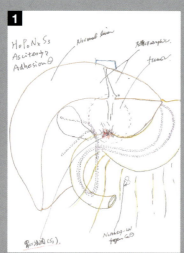

開腹所見は胃に直接浸潤あり（S3）．
肝転移，腹膜播種を認めず（H0，P0）．

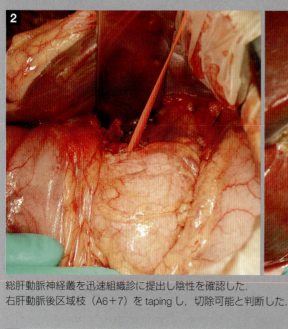

総肝動脈神経叢を迅速組織診に提出し陰性を確認した．
右肝動脈後区域枝（A6＋7）を taping し，切除可能と判断した．

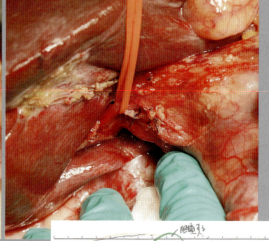

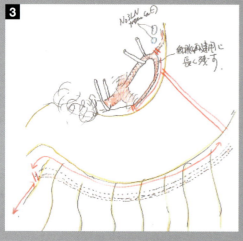

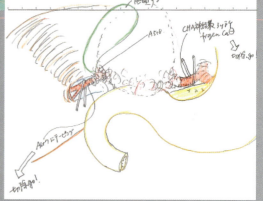

胃周囲の血管の処理をして胃の切離を行った．
左胃動脈は動脈再建用に末梢まで長く剥離しておいた．

5. 膵・胃体部浸潤, 総肝動脈周囲神経叢-右肝動脈前枝に浸潤を伴う肝門部領域胆管癌に対して肝左三区域・尾状葉切除＋膵頭十二指腸切除＋肝動脈・門脈切除再建を施行した1例

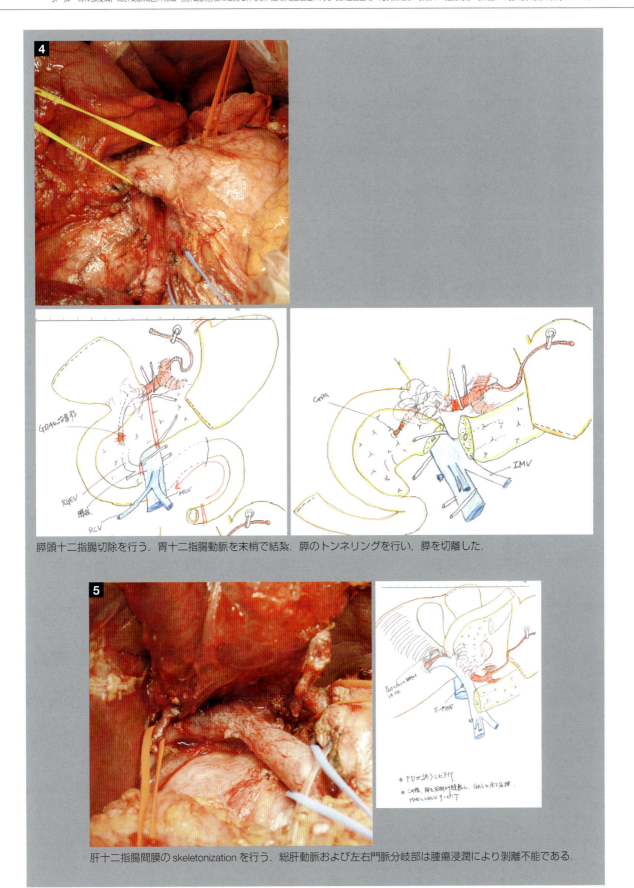

膵頭十二指腸切除を行う. 胃十二指腸動脈を末梢で結紮. 膵のトンネリングを行い, 膵を切離した.

肝十二指腸間膜の skeletonization を行う. 総肝動脈および左右門脈分岐部は腫瘍浸潤により剥離不能である.

I. 肝胆膵

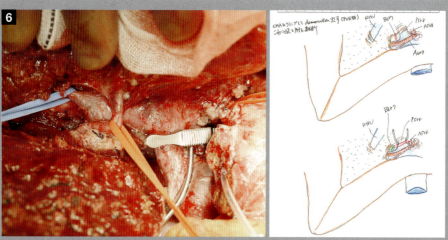

肝を左側より脱転し短肝静脈を切離,中・左肝静脈をtapingした.
術前に肝左三区域を門脈塞栓しており,総肝動脈をclampすると右前後区域間にdemarcation lineが出現し,そのlineに沿って肝離断した.

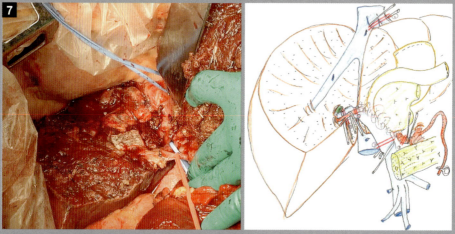

肝離断終了後,①総肝動脈切離 ②中・左肝静脈切離 ③門脈切離の順で切離終了し標本を摘出.

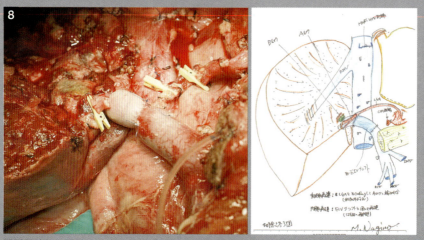

門脈再建後.門脈は5-0モノフィラメント非吸収糸で右外腸骨グラフトを間置して吻合した.この後,肝動脈再建は形成外科医により顕微鏡下に再建された.

手術時間 16時間52分,出血量 3,750 ml

5. 膵・胃体部浸潤，総肝動脈周囲神経叢‐右肝動脈前枝に浸潤を伴う肝門部領域胆管癌に対して肝左三区域・尾状葉切除＋膵頭十二指腸切除＋肝動脈・門脈切除再建を施行した1例

病理診断

肝門部胆管癌　Bismuth type Ⅳ,
well differentiated tubular adenocarcinoma,
Intermediate type, INFc, ly1, v1, pn3, patBlhcsm, se / sx, pHinf1b, pGinf0, pPanc1c, pDu3, pPV3, pA1, pN1, pHM0, pEM2
pT4N1M0（JBS 5th edition）

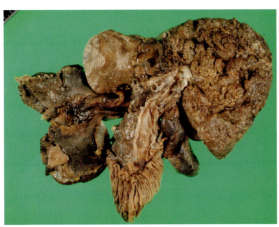
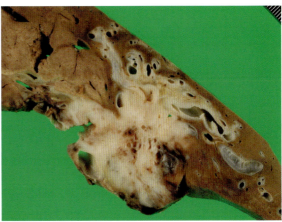

術後経過

膵液瘻を発症するも軽快．術後第37病日に退院．S-1による補助化学療法を施行．術後22か月現在，再発生存中．

症例検討用紙

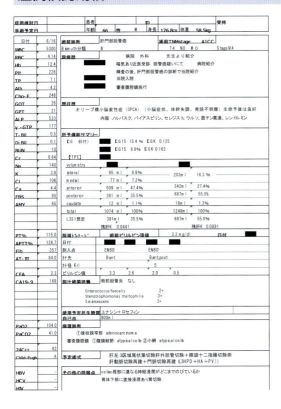
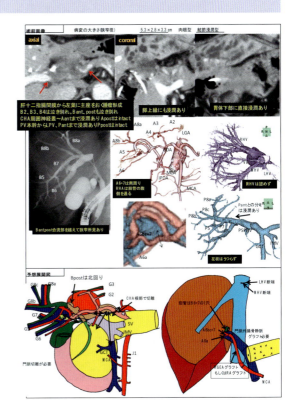

I 肝胆膵

6 Bismuth Ⅳ型肝門部胆管癌に対する肝左葉・尾状葉切除＋肝動脈・門脈切除再建後に下部胆管癌を切除した 1 例

- ●症　例　47 歳　男性
- ●主　訴　黄疸

▶本症例のポイント

右肝動脈浸潤・門脈左枝根部浸潤を伴う Bismuth Ⅳ型肝門部胆管癌に対し，肝左葉・尾状葉切除＋肝動脈・門脈合併切除再建を施行した．病理診断にて HM2，EM2，DM0 であり術後化学放射線療法を施行，無再発で経過していた．しかし，腹部造影 CT で下部胆管の壁肥厚を認め，内視鏡的胆道生検で同部位より adenocarcinoma を認めた．新規の下部胆管癌と診断し，初回肝門部胆管癌手術より 5 年後に膵頭十二指腸切除を施行した．

初回術前画像

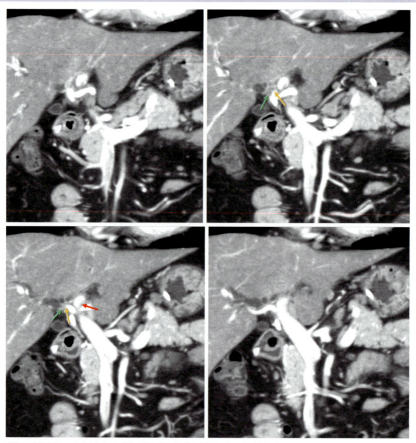

術前造影 MDCT 画像冠状断像：左側より右側に腹側から背側を示す．左側優位の Bismuth Ⅳ型肝門部胆管癌である．右後区域胆管合流部まで腫瘍の進展が疑われる（緑矢印）．右肝動脈と腫瘍との境界は不明瞭であり，腫瘍浸潤ありと診断した（橙矢印）．左門脈は狭小化し，腫瘍浸潤ありと診断した（赤矢印）．

初回術中写真および手術記事

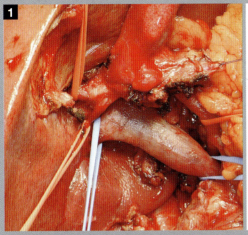
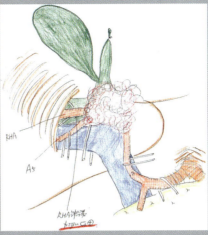

肝十二指腸間膜の skeletnization．右肝動脈（RHA）および門脈左右分岐部は腫瘍浸潤により剝離不能である．
RHA と A5 分岐部も腫瘍浸潤有り．右肝動脈周囲の剝離断端は術中迅速診断陽性（EM2）であった．

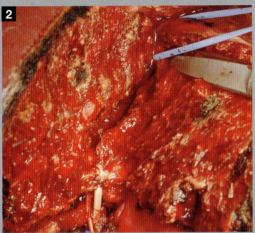
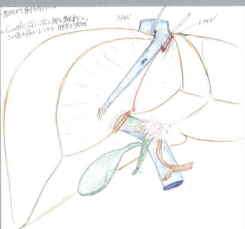

Cantlie line に沿って肝離断する．肝門に至り肝側胆管を切離した．
術後病理診断では肝側胆管断端（B6＋7／B5／B8）は陽性（HM2）であった．

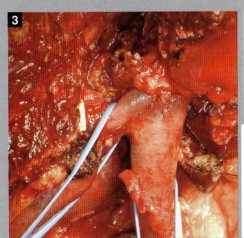
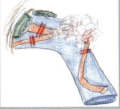
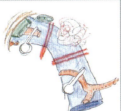

A5，RHA，固有肝動脈を切離．A5 は結紮処理・非再建とした．動脈切離後に
LHV を処理，次いで門脈を切離し標本を摘出した．

I. 肝胆膵

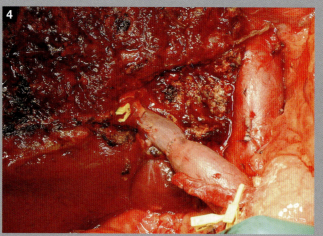

門脈再建後．門脈は5-0モノフィラメント非吸収糸で直接端端吻合した．

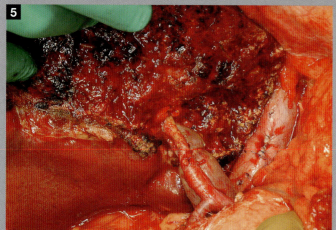

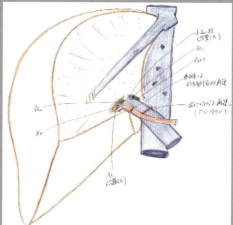

肝動脈再建は形成外科医により顕微鏡下に再建された．

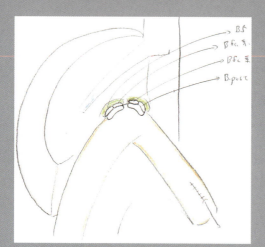

胆管断端は4孔となる（腹側よりB5, B8a, B8c, B6+7）．
2孔に形成し胆管空腸吻合．

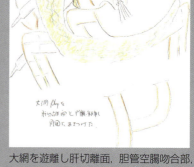

大網を遊離し肝切離面，胆管空腸吻合部，
動門脈吻合部周囲に巻きつけた．

手術時間　10時間45分．出血量　1,754 ml

病理診断

肝門部胆管癌　Bismuth type Ⅳ,
moderately differentiated tubular adenocarcinoma, scirrhous type, INFγ, ly1, v1, pn3, patBlcrhs, ss / sx, pHinf1b, pGinf0, pPanc0, pDu0, pPV1, pA1, pN1, pHM2, pDM0, EM2, Stage Ⅳ A（JBS 5th edition）

術後経過

合併症なく経過し，術後第 23 病日に退院．術後 20〜55 病日目に RTx（50 Gy / 25 fr）．術後 109 病日目から GEM 初回 1,720 ml / 回，2 回目以降 1,400 mg / 回に減量し，計 18 回投与した．

症例検討用紙

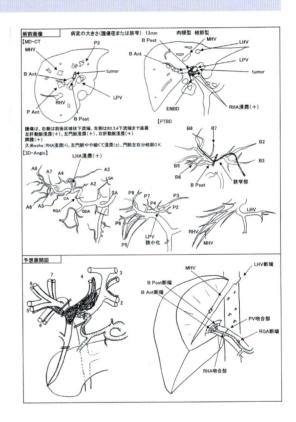

初回手術後経過

術後 4 年 1 か月

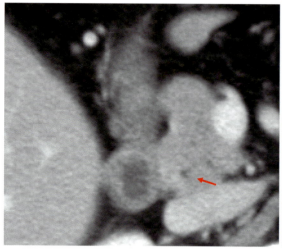

術後 4 年 7 か月

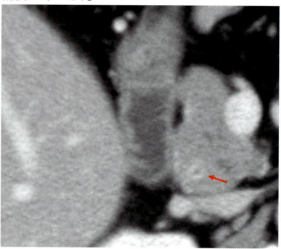

術前造影 MDCT 画像水平断
左側より右側に時系列で示す．経過とともに下部残存胆管の壁肥厚が出現している（赤矢印）．

術後 4 年 9 か月

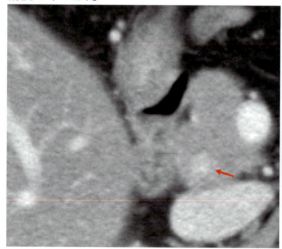

術後 4 年 11 か月

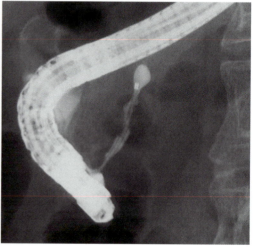

術前内視鏡的胆道造影写真
下部胆管に壁の不整を認める．
生検で adenocarcinoma が検出された．

▶ 2 回目手術のポイント

初回手術時に肝十二指腸間膜から総肝動脈にかけてのリンパ節郭清，肝離断面・動門脈再建部への大網充塡が行われており，膵頭部周囲の強固な癒着を認め，特に胃十二指腸動脈根部周囲は剥離困難であった．触診で同動脈の位置を確認し，4-0 prolene® で膵実質ごと縫い込み血管処理を行った．膵の足側で SMV の同定は可能であったが，膵背側の tunneling は困難であり，SMV 右縁から GDA 処理部右縁に向かい膵をペアンで圧挫しつつ主要血管，下部胆管の損傷が無いように切離した．初回手術の挙上空腸は血管損傷を危惧し剥離せず，新たに空腸を挙上し膵空腸吻合を行った．

2回目術中写真および手術記事

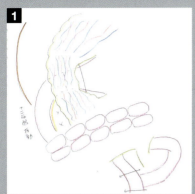

前回手術で貼付された大網を十二指腸・膵から剥離．
癒着のため，前回手術の挙上空腸を再建に用いることは断念し，矢印の位置で空腸を切離．

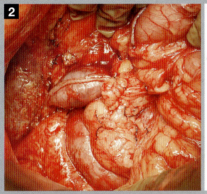 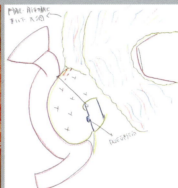

GDAは，癒着のため視認できず，触診で位置を確認し膵実質ごと4-0 prolineで縫い込んだ．
膵尾側でSMVを同定し，肝側へ剥離．PV前面の剥離は癒着のため出来なかった．

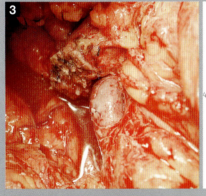 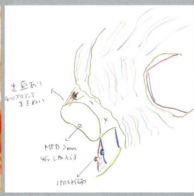

膵は，PV右縁からGDA処理部右縁に向けて切離した．

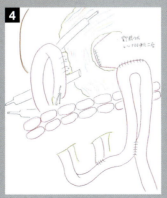

新たに空腸を挙上し，膵空腸吻合を行った．

手術時間　9時間48分，出血量　2,055 ml

I. 肝胆膵

病理診断

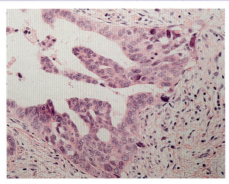

下部胆管癌
moderately differentiated tubular adenocarcinoma, intermediate type, INFβ, ly0, v0, pn2, patBi, pT3, ss, s（−）, pPanc1b, pDu0, pPV0, pA0, pN0, pHM0, pEM0
Stage ⅡA（JBS 5th edition）

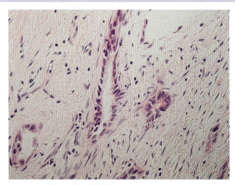

初回手術病理診断
肝門部胆管癌
moderately differentiated tubular adenocarcinoma, scirrhous type, INFγ, ly1, v1, pn3, patBlcrhs, pT4, ss / sx, pHinf1b, pGinf0, pPanc0, pDu0, pPV1, pA1, pN1, pHM2, pDM0, EM2
Stage ⅣA（JBS 5th edition）

組織学的にも，肝門部胆管癌の再発ではなく，新規に下部胆管癌が発生したことが確認された．

術後経過

胃十二指腸排泄遅延，膵液瘻を発病したが軽快．術後第108病日に退院．初回手術から6年7か月，無再発生存中．

症例検討用紙

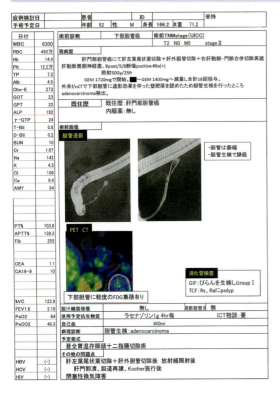

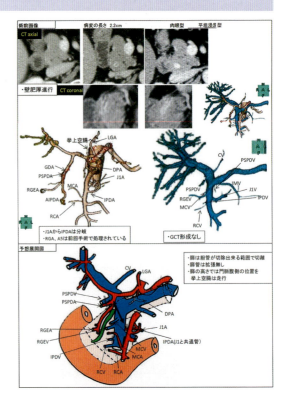

I-7 肝胆膵

広範な神経周囲浸潤を伴う肝門部胆管癌に対し，肝左三区域・尾状葉切除＋膵体尾部切除＋肝動脈・門脈切除再建を施行した1例

- **症　例**　65歳　女性
- **主　訴**　健診での肝機能異常

▶本症例のポイント

広範な神経周囲浸潤を伴う左側優位のBismuth Ⅳ型肝門部胆管癌の症例．上流側の胆管はB2，B3，B4，B5（低位合流）が完全に分離し，下流側への進展は総肝管までと考えられた．神経周囲浸潤は門脈臍部，肝十二指腸間膜左側から総肝動脈，膵体部まで広範に認められた．腫瘍が総肝管レベルに限局し，神経周囲浸潤が総肝動脈に及んでいることから，肝左三区域・尾状葉切除＋膵体尾部切除＋肝動脈・門脈切除再建の術式を施行した．

術前画像

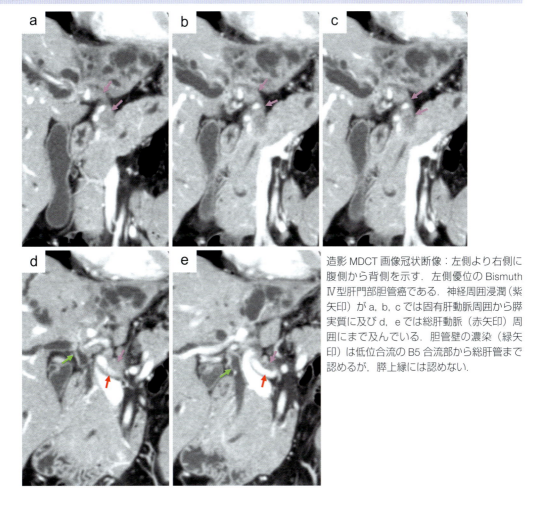

造影MDCT画像冠状断像：左側より右側に腹側から背側を示す．左側優位のBismuth Ⅳ型肝門部胆管癌である．神経周囲浸潤（紫矢印）がa, b, cでは固有肝動脈周囲から膵実質に及びd, eでは総肝動脈（赤矢印）周囲にまで及んでいる．胆管壁の濃染（緑矢印）は低位合流のB5合流部から総肝管まで認めるが，膵上縁には認めない．

I. 肝胆膵

術中写真および手術記事

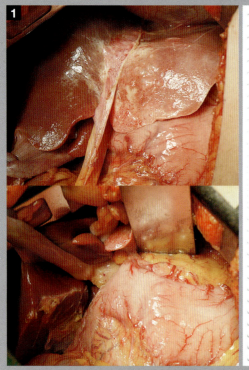
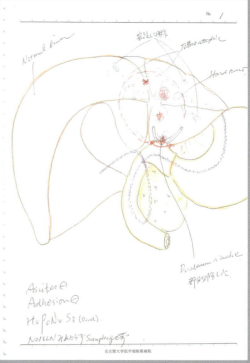

肝表面に腫瘍，拡張した胆管を認める．
十二指腸への浸潤を認めたため，十二指腸を部分切除した．

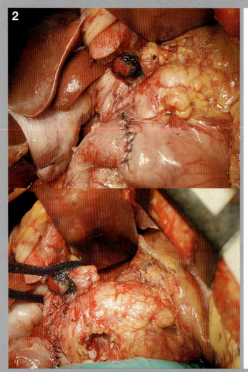
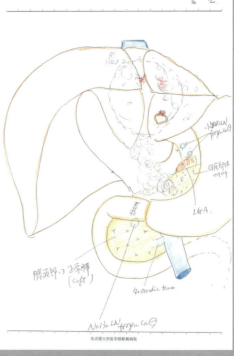

十二指腸部分切除後．
肝十二指腸間膜左側から膵体部にかけて腫瘍の浸潤を認める．

7. 広範な神経周囲浸潤を伴う肝門部胆管癌に対し，肝左三区域・尾状葉切除＋膵体尾部切除＋肝動脈・門脈切除再建を施行した1例

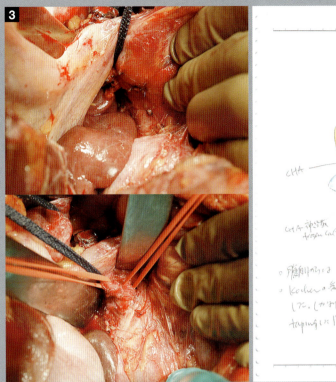
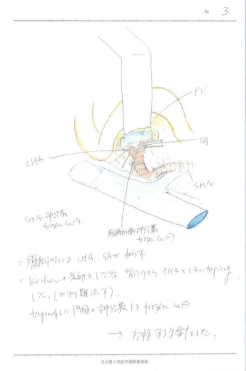

Kocher の授動を行い，背側から CHA，SA を確認テーピングした．
同部周囲の神経叢には迅速で癌を認めず ⇒ 切除の方針とした．

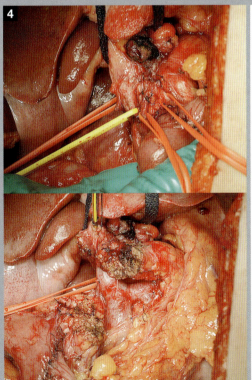
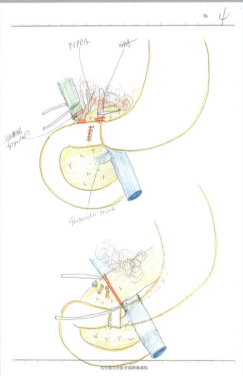

腹側より GDA，PSPDA をテーピング，結紮切離した．
門脈右縁で膵を切離した．

I. 肝胆膵

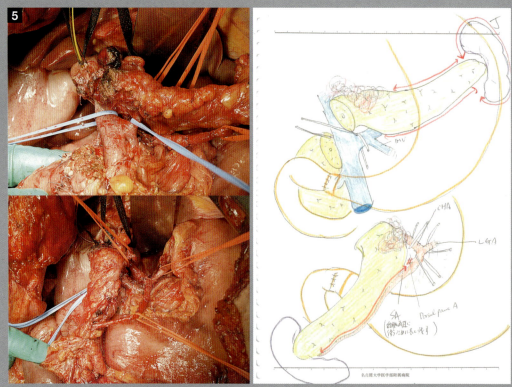

膵体尾部・脾を授動し PV, SV にテーピング.
SA は後の動脈再建に使用するため, 膵から十分剝離されている.

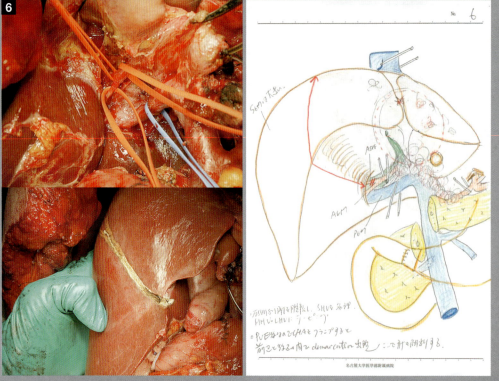

RHA, RAHA, RPHA をテーピングし RAHA を結紮切離.
Demarcation line（術前に右門脈前枝は PVE されている）出現, マーキング施行.

7. 広範な神経周囲浸潤を伴う肝門部胆管癌に対し，肝左三区域・尾状葉切除＋膵体尾部切除＋肝動脈・門脈切除再建を施行した1例

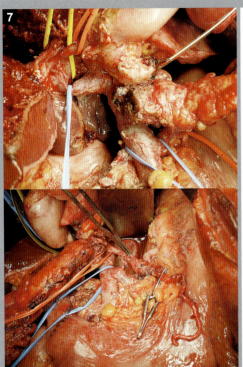
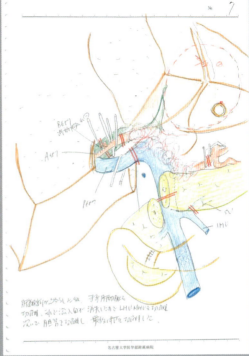

肝離断を施行，RHA，胆管，門脈の順に切離した．
下の写真はCHA，門脈切離前である．

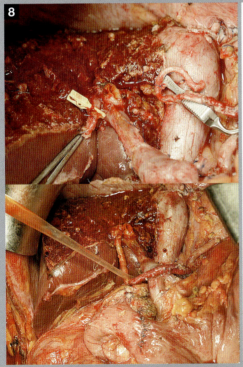
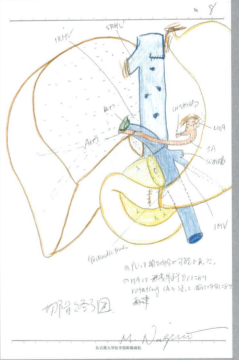

門脈はグラフトを用いず端々吻合が可能であった．
RHAは長く残したSAを用いて形成外科Dr.により再建された．

手術時間　13時間10分，出血量　1,483 ml

I. 肝胆膵

病理診断

（肝内胆管癌）moderately differentiated adenocarcinoma, im（−）, ig, fc（−）, Fc-inf（−）, sf（−）, s0, n1, vp3, vv0, va3, b4, p0, sm（−）, ch, f1
（肝門部胆管癌）moderately differentiated tubular adenocarcinoma,
Intermediate type, INFγ, pGinf0, pPanc3, pDu1, pPV1, pA1, pN（＋）（小網リンパ節），
pHMX（atypical epithelium），pDM0, pEM0
pT4bN1M0（JBS 6th edition）

術後経過

術後第40病日に退院．
術後3年1か月，再発により原病死．

症例検討用紙

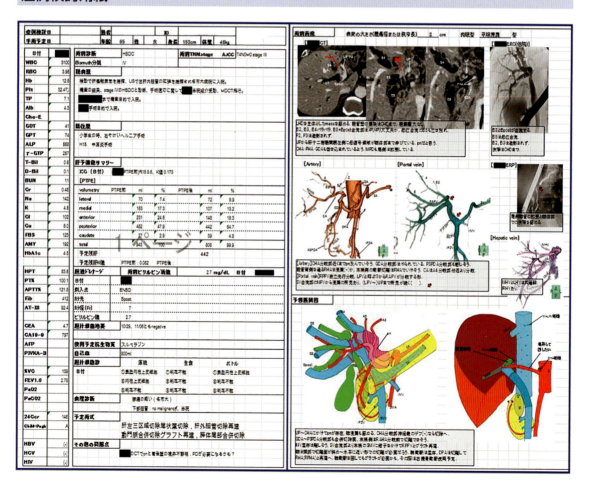

I 肝胆膵

8 肝右三区域・尾状葉切除＋膵頭十二指腸切除＋門脈合併切除再建で切除しえた十二指腸浸潤，門脈・胆管内腫瘍栓を有する転移性肝癌の1例

- **症　例**　38歳　女性
- **既往歴**　26歳時に横行結腸癌で手術

▶本症例のポイント

化学療法が進歩した現在でも，外科的切除は大腸癌肝転移の最も効果的な治療法である．本症例では，肝右三区域を占める巨大腫瘍が十二指腸浸潤，胆管内発育，門脈腫瘍栓を伴っていたが，明らかな非切除因子を認めなかった．根治切除可能と判断し，肝右三区域・尾状葉切除＋膵頭十二指腸切除＋小腸部分切除＋門脈合併切除再建を施行した．

術前画像

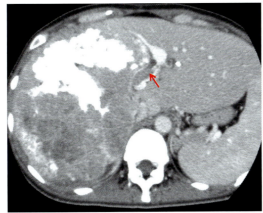
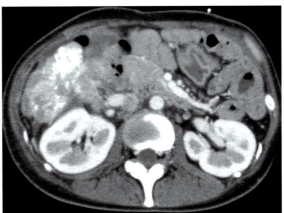

術前造影 MDCT axial 像：肝右三区域を占める 14 cm 大の転移性肝腫瘍．腫瘍内に著明な石灰化を認める．門脈左枝内に腫瘍栓による陰影欠損を認める（赤矢印）．十二指腸との境界が不明瞭であり，浸潤を疑った．

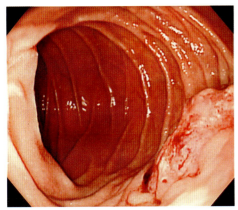

上部消化管内視鏡：十二指腸内腔までの腫瘍浸潤を認めた．

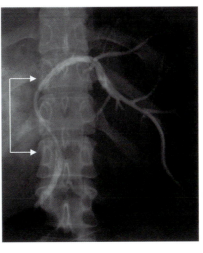

胆管造影（PTBD）：右肝管から総胆管の陰影欠損を認め，腫瘍の胆管内伸展を疑う所見である．

Ⅰ. 肝胆膵

術中写真および手術記事

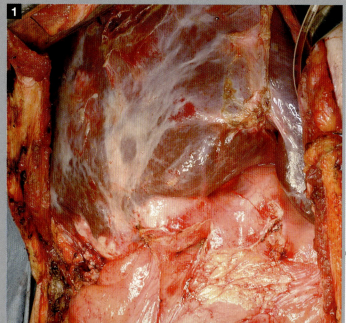
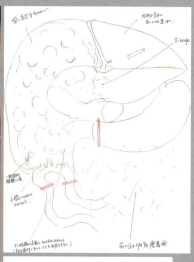

1 右肝は巨大な腫瘍で占められていた．十二指腸は広範囲に浸潤をうけており，膵頭十二指腸切除が必要と判断した．

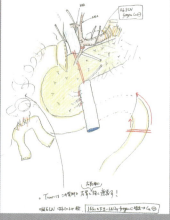
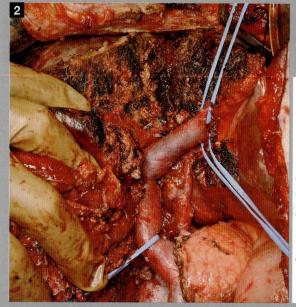
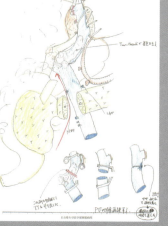

2 肝離断を進めて門脈を本幹および，P2, P3でテーピングした．門脈左枝で腫瘍が透見されている．門脈を合併切除し本幹と左枝で再建した．

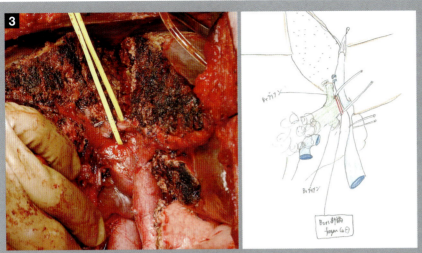

肝離断を終えて，左右の肝臓は胆管のみでつながっている．B2＋3のレベルで胆管を切離．

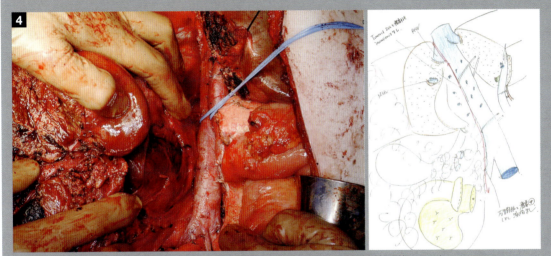

肝離断が終了し，肝を後腹膜から剥離．下大静脈は疑われていた浸潤は認めず剥離可能であった．

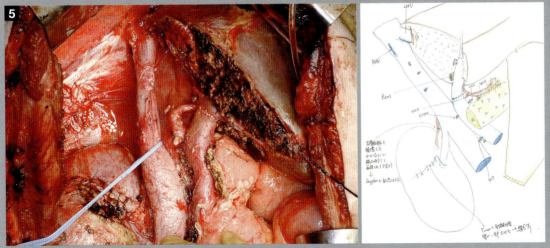

肝右三区域・尾状葉切除，膵頭十二指腸切除，門脈合併切除が終了した．

手術時間　12時間55分，出血量　5,635 ml

I. 肝胆膵

病理診断

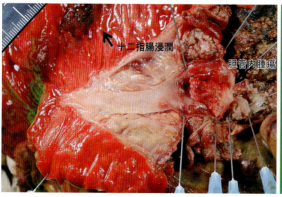
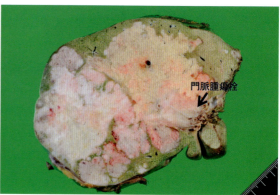

切除標本肉眼所見
十二指腸への直接浸潤，胆管内腫瘍を認める（左）
門脈腫瘍栓（右）

術後経過

膵液瘻を発症したが保存的に治癒．術後第60病日に退院．
術後12年6か月，無再発生存中．

症例検討用紙

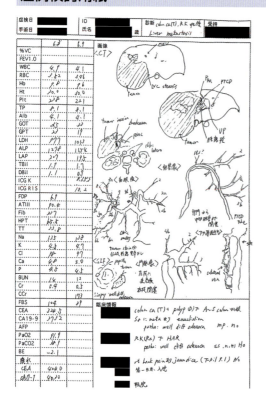
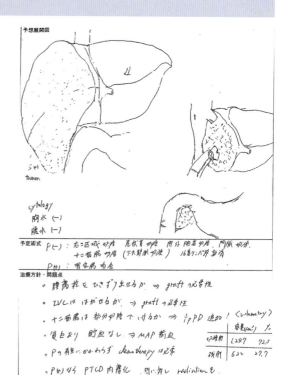

文献：Sugiura T, et al. Treatment of colorectal liver metastasis with biliary and portal vein tumor thrombi by hepatopancreatoduodenectomy. J Hepatobiliary Pancreat Surg. 2006；13：256-9.

I 肝胆膵

9 広範囲進展肝外胆管癌に対する動脈再建を伴った肝右葉尾状葉切除兼膵頭十二指腸切除

- ●症　例　76歳　男性
- ●主　訴　肝機能異常

▶本症例のポイント

肝外胆管癌の中には，広範囲に胆管表層進展を伴うものも存在する．それらに対して肝切除兼膵頭十二指腸切除術（HPD）は，治癒切除を目指す上で有用な術式で近年その手術成績も向上している．しかし，動脈再建を伴う HPD は依然高難度手術であり高い技術を要する．本症例では，腹腔動脈幹閉塞を伴った広範囲進展肝外胆管癌に動脈再建を併施した HPD を行い，術後 8 年の現在も無担癌生存が得られている．

術前画像

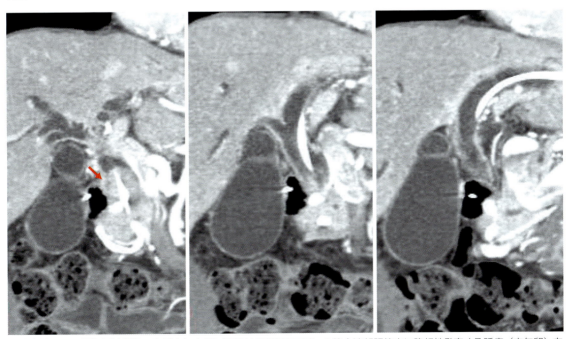

術前造影 MDCT 画像冠状断像：左側より右側に腹側から背側を示す．3 管合流部胆管内に隆起性発育する腫瘍（赤矢印）を認める．下流側は膵にかかり，上流側は左右肝管まで造影効果を伴いやや肥厚した胆管壁がみられ，表層進展が示唆される．

I. 肝胆膵

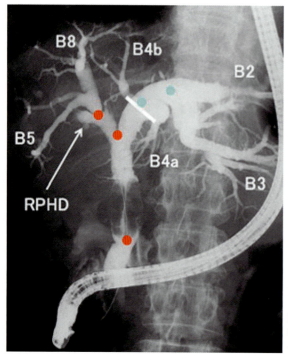

内視鏡的逆行性胆管造影で中部胆管に隆起性腫瘍を認め，経乳頭的生検は赤丸で癌陽性，青丸で癌陰性だった．切離予定ラインを白線のレベルに設定．

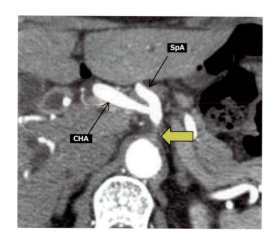

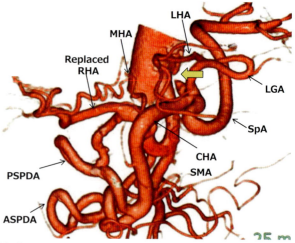

造影 MDCT と 3D 動脈構築画像：腹腔動脈幹に閉塞（黄矢印）を認める．replaced RHA より発達した膵頭部アーケードを介して肝血流が供給されている．

術中写真および手術記事

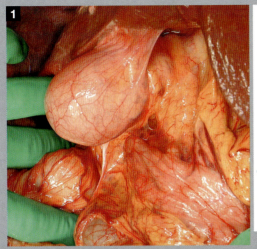

1 癒着腹水はなし，胆嚢腫大あり．H0P0．

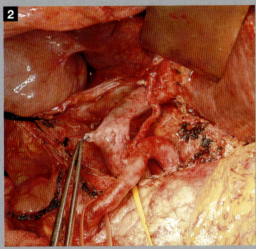

2 腹腔動脈幹根部は硬化著明．動門脈に浸潤なし．門脈右枝は分岐部で切離．

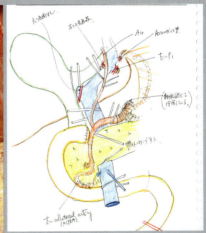

3 SMAからのreplaced RHAをskeletonization．動脈再建用に末梢側で切離．

I. 肝胆膵

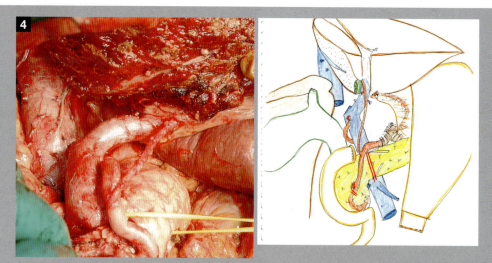

右側より肝を脱転，肝静脈を処理し，cantlie line に沿って肝を離断．膵は門脈直上で切離．

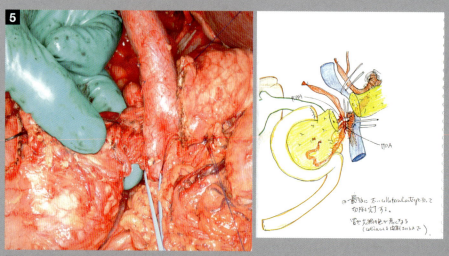

最後に collateral artery を切離して摘出．

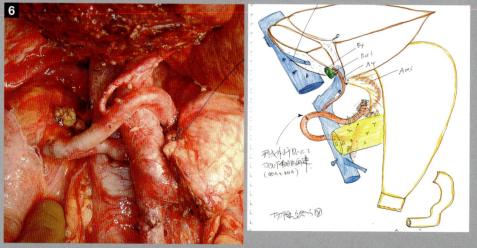

動脈再建は形成外科医により顕微鏡下に GDA と replaced RHA を吻合．

手術時間　11 時間 52 分，出血量　2,632 ml

手術のSchema

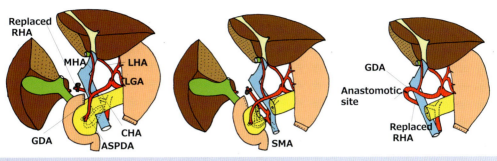

病理診断

中部胆管癌　上皮内進展（上部胆管，肝門部胆管，肝内胆管にも進展）．
Well differentiated tubular adenocarcinoma,
medullary type, INFα, ly0, v0, pn0, patBmsiph, fm, pHinf0, pGinf0, pPanc0, pDu0, pPV0, pA0, pN0, pHM0, pEM0, pT1N0M0
（JBS 5th edition）

術後経過

大きな合併症なく経過し，術後第36病日に退院．
術後7年9か月，無再発生存中．

症例検討用紙

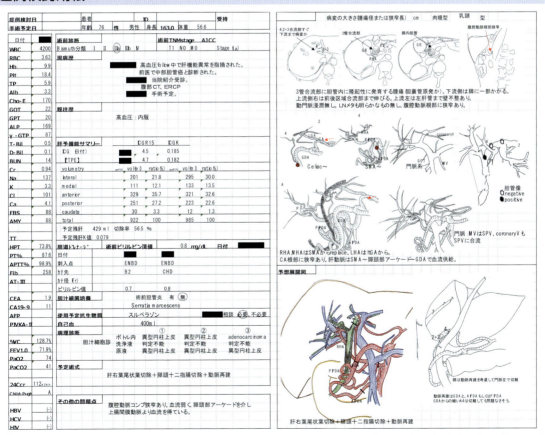

文献：Nakagawa A, et al. Hepatopancreatoduodenectomy with arterial reconstruction for extrahepatic cholangiocarcinoma with celiac axis obstruction：report of a case. Surg Today. 2014；44：2374-2377.

I 肝胆膵

10 家族性大腸ポリポーシスによる複数開腹手術歴のある乳頭型胆管癌に対し胃血流を温存し肝左葉・尾状葉切除＋膵頭十二指腸切除を行った1例

- **症　例**　55歳　女性
- **主　訴**　他疾患（下記参照）フォロー中のCTで肝内胆管拡張指摘
- **現病歴**　1984年　家族性ポリポーシスで結腸全摘．この際，胆嚢摘出術も施行．
　　　　　　1986年　小腸間膜デスモイド手術（残存小腸約2m）
　　　　　　1986年　十二指腸乳頭部腫瘍切除（乳頭形成）
　　　　　　1989年　経肛門的直腸腫瘍切除
　　　　　　2003年　胃癌＋十二指腸腺腫に対し，噴門側胃切除（D1）＋十二指腸腫瘍切除
　　　　　　2007年　直腸癌＋十二指腸癌に対し，残存小腸切除＋回腸肛門吻合＋ileostomy造設＋十二指腸部分切除
　　　　　　2007年　ileostomy閉鎖

▶本症例のポイント

本症例は噴門側胃切除を含め合計6回の開腹歴のある広範囲乳頭型胆管癌に対して肝左葉・尾状葉切除＋膵頭十二指腸切除を施行した．
以前の手術により残存小腸は約2mであり，残胃全摘した際には再建不可能なことが予想された．そのため，右胃動静脈，胃十二指腸動脈，右胃大網動静脈の温存を必要とした．再建が可能かどうかも懸念された症例であった．

術前画像

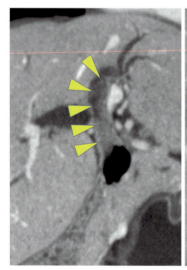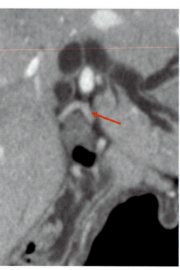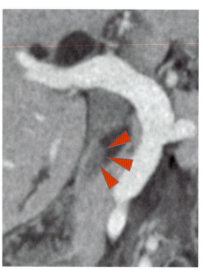

術前造影MDCT画像冠状断像：左側優位のBismuth Ⅳ型肝門部胆管癌（黄矢頭）であり，膵内胆管内にも乳頭状腫瘍を認める（赤矢頭）．右肝動脈（赤矢印）は胆管腹側を走行し，腫瘍との境界は明瞭であり腫瘍浸潤なしと判断した．

10. 家族性大腸ポリポーシスによる複数開腹手術歴のある乳頭型胆管癌に対し胃血流を温存し肝左葉・尾状葉切除＋膵頭十二指腸切除を行った1例

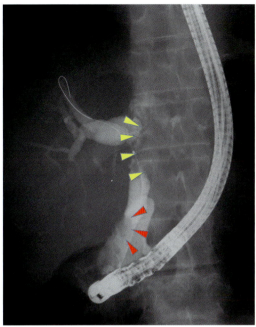

左肝管は造影されず．
前区域枝，後区域枝合流部で狭窄．
下部胆管内に乳頭状腫瘍認める．乳頭形成後であり十二指腸への造影剤流出を認める．

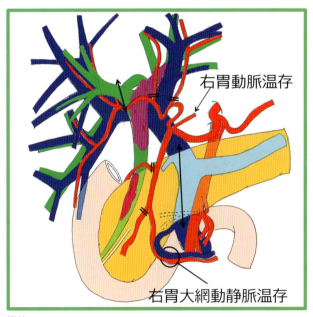

術前 Schema
残胃血流の温存のため，胃への血流を温存した膵頭十二指腸切除が必要となる．
（術後病理診断では連続した病変であった．）

I. 肝胆膵

術中写真および手術記事

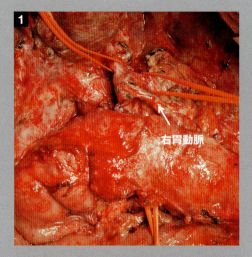

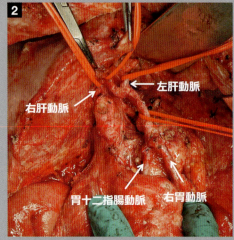
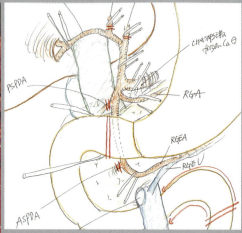

癒着剥離後，総肝動脈・固有肝動脈を taping．右胃動脈を温存した．
肝十二指腸間膜の skeletnization．右肝動脈は総肝管の腹側を走行し浸潤なし．

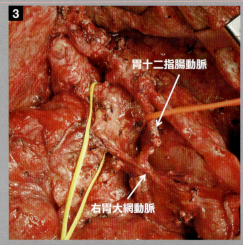
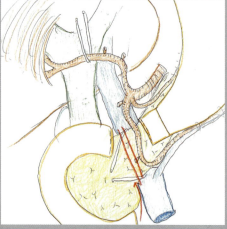

十二指腸切離後．門脈腹側で膵テーピング．
胃十二指腸動脈-右胃大網動脈を剥離し，右胃動脈とともに温存．

56

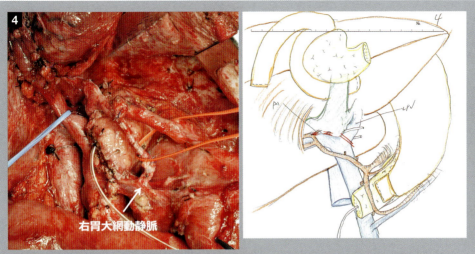

膵頭十二指腸切除後．膵頭十二指腸を右肝動脈の背側を通し，頭側へ引き出した．右胃動脈，右胃大網動静脈も温存されている．

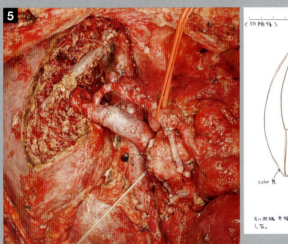
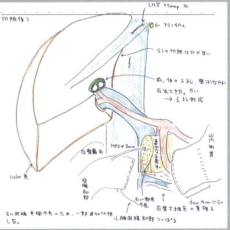

切除終了．

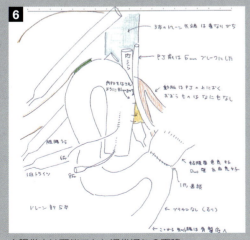

小腸挙上は可能であり通常通りの再建．

手術時間　12 時間 29 分，出血量　740 ml

I. 肝胆膵

病理診断

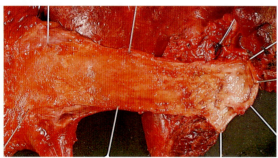

肝門部から乳頭まで連続して表層進展する広範囲乳頭型胆管癌であった．
Papillary adenocarcinoma of bile duct
patBlcsiA, m／s（−）, pHinf0, pGinf0, pPnac0, pDu0, pPV0, pA0, pN0,
pHM0, pDM0, pEM0, ly0, v0, ne0　pT1N0M0（JBS 5th edition）

術後経過

短腸のため，下痢のコントロールを要した．
その他胃排泄遅延，膵液瘻を認めたが軽快し，術後第 36 日目に退院．
2 年 4 か月無再発生存中．
下痢のコントロール，栄養状態も良好で紹介元外来通院中．

症例検討用紙

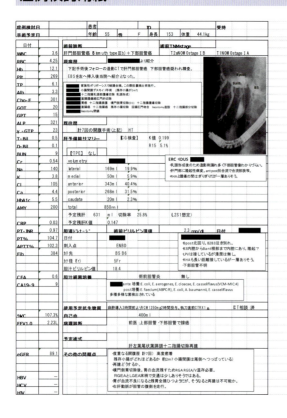

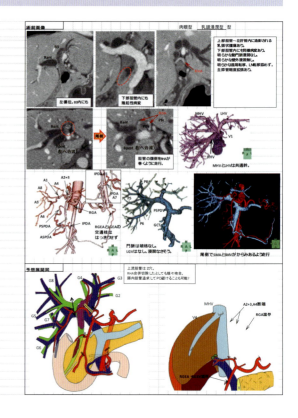

I 肝胆膵

11 胃全摘後に進行する右肝内胆管狭窄と膵頭部腫瘤に対する肝右葉・尾状葉切除＋膵頭十二指腸切除＋門脈切除再建の1例

- **症　例**　70歳　男性
- **主　訴**　特になし
- **既往歴**　早期胃癌（61歳：幽門側胃切除術），残胃癌（67歳；残胃全摘術）

▶本症例のポイント

胃全摘後のフォロー中に，肝S5の限局性肝内胆管狭窄を指摘されたが，胆道造影困難を理由に経過観察となった．右肝内胆管狭窄の進行と膵頭部に腫瘤が出現し，当院へ紹介された．画像所見では右側優位の肝門部胆管の先細り狭窄所見と膵鉤状突起部に腫瘍性病変を認めるものの，組織診なし，胆汁細胞診陰性，IgG4 陰性であった．①胆管病変を伴う自己免疫性膵炎，②膵癌肝門進展，③胃癌再発，④膵癌および良性胆管狭窄を鑑別にあげたが，肝門部胆管癌と膵癌の2重癌と術前診断し，肝膵十二指腸切除を選択した．また，精査時に横行結腸癌を認め，合併切除を行った．

術前画像

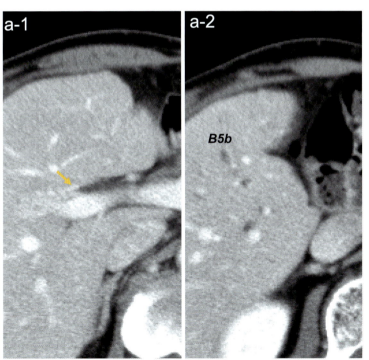

a．前医での胃全摘フォロー中の造影CTを示す．
B5bが軽度拡張し，左右肝管合流部より前区にかけて壁肥厚と濃染像を認める（橙矢印）．

I. 肝胆膵

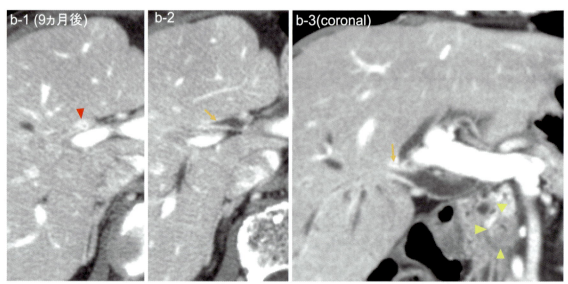

b. aより9か月後で，当院初診時のMDCTを示す．
左肝管に壁肥厚が出現し（赤矢頭），左右肝管合流部の壁肥厚はさらに増強（橙矢印）．
膵鉤状突起部に15mm径の内部造影効果の低い不整形腫瘤を認める（黄矢頭）．

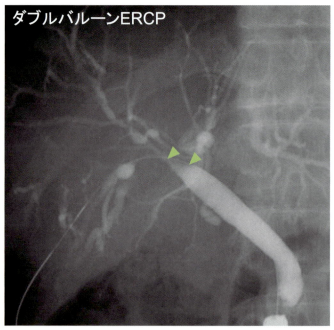

肝門部より右肝管へのなだらかな先細り像と，右側肝内胆管の広範囲な狭小化を認める（緑矢頭）．
末梢胆管の拡張は軽度である．

術中写真および手術記事

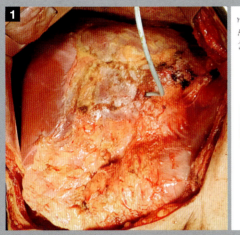

胃全摘の既往あり．
腹腔内，特に肝十二指腸間膜周囲は高度な癒着を認める．

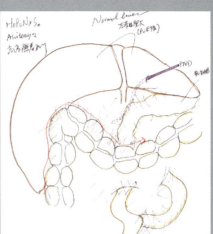

膵鉤状突起部に固い腫瘤を触れ，上腸間膜静脈への浸潤が疑われた．十二指腸断端と挙上空腸は強い癒着を認めた．
上腸間膜静脈と門脈，総胆管をテーピングし，膵をトンネリングした．

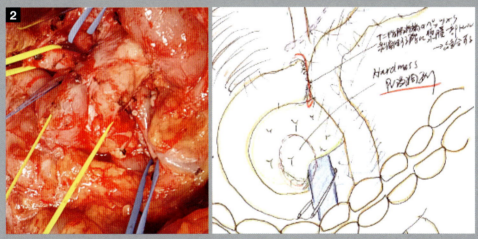

上部空腸を切離．右側に引き出し，膵を門脈直上で切離した．
右肝動脈・右門脈を切離した．肝門から小網にかけての癒着は強く，左肝動脈・左門脈は確認できず．

I. 肝胆膵

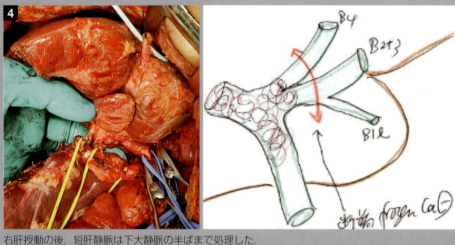

右肝授動の後，短肝静脈は下大静脈の半ばまで処理した．
Demarcation line に沿って肝離断施行．左尾状葉に腫瘍の浸潤はなく温存した．

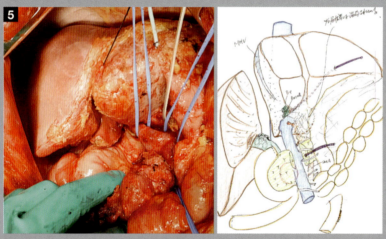

肝切終了後，膵鈎状突起部と門脈浸潤部のみで連続している．
門脈合併切除し，標本を摘出した．

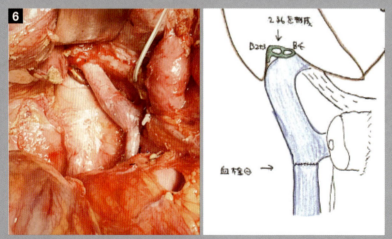

門脈は5-0モノフィラメント非吸収糸で直接端端吻合した．横行結腸の早期癌に対して
結腸部分切除術を追加し，再建はもう1本挙上空腸を作製し，Child変法で施行した．

手術時間　14時間0分，出血量　2,135 ml

病理診断

肝門部胆管癌　Bismuth type Ⅳ
moderately differentiated tubular adenocarcinoma,
intermediate type, INFc, ly0, v0, pn1, patBrclhs, sx, pHinf1b, pGinf0, pPanc0, pDu0, pPV2, pA0, pN0, pHM0, pEM0 pT4aN0M0, stage Ⅳa（JBS 6th edition）
膵癌
moderately differentiated tubular adenocarcinoma,
intermediate type, INFb, ly1, v1, ne1, mpd（-）, pT4 {ch（-）, du（-）, s/rp（+）, pv（+）, a（-）, pl（-）, oo（-）}, pN1, pPCM（-）, pDPM（-）, pT4N1M0, stage Ⅳa（JPS 6th edition）
結腸癌
moderately differentiated tubular adenocarcinoma,
intermediate type, INFa, ly0, v0, pN0, pT1b（SM） N1M0, stage Ⅰ（JSCCR 8th edition）

術後経過

創部感染症・胆汁瘻を認めた．
第39病日にバンドによる絞扼性イレウスを発症し，緊急手術施行．癒着剥離のみで終了．術後第53病日に退院．
術後1年10か月，再発（おそらく膵癌）にて死亡．

症例検討用紙

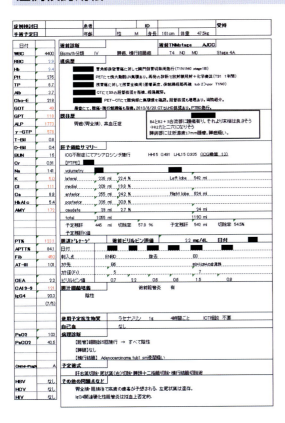

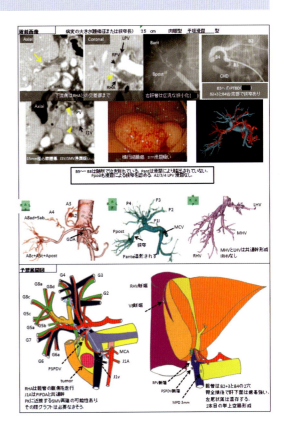

I 肝胆膵

12 82歳高齢者の肝門部胆管癌に対し，十二指腸側胆管断端陽性のため追加 PD を施行（最終的に Rt HPD）した 1 例

- ● 症　例　82 歳　女性
- ● 主　訴　体重減少

▶本症例のポイント

80 歳以上の高齢者に対する胆管切除を伴う肝切除の安全性，長期予後の報告は少ないが，高齢者というだけで適応から外す必要はない．また，胆管断端の上皮内癌陽性は 5 年生存率に影響を与えないという報告もあるが，術後 10 年前後での断端再発例も散見される．本症例は Bismuth Ⅲa 型 肝門部胆管癌に対し門脈塞栓後，肝右葉・尾状葉切除を予定した．術中，十二指腸側断端が浸潤癌陽性と診断され，膵内胆管追加切除施行も上皮内進展で陽性となった．肝側胆管断端が陰性となったため，最終的に膵頭十二指腸切除（PD）を追加施行，R0 手術となった．大きな合併症なく術後 44 日で退院し，9 年経過した現在も無再発生存中である．

術前画像

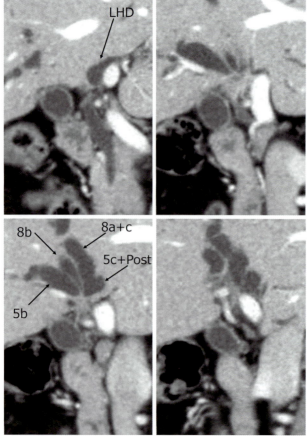

術前造影 MDCT 画像冠状断像：左側より右側に腹側から背側を示す．右側優位の Bismuth Ⅲa 型肝門部胆管癌である．門脈左右分岐部に腫瘍は近接，浸潤の可能性ありと判断した．下部胆管の壁肥厚は認めなかった．

12. 82歳高齢者の肝門部胆管癌に対し，十二指腸側胆管断端陽性のため追加 PD を施行（最終的に Rt HPD）した 1 例

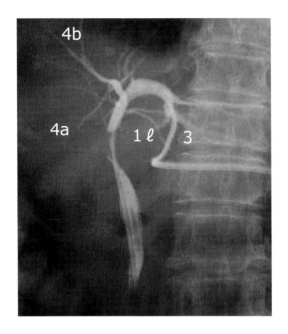

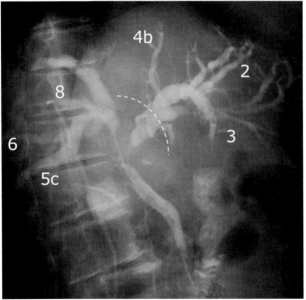

PTBD からの胆管造影像：PTBD は B3，B8c，B5c から挿入，全肝ドレナージ後．
左右胆管は泣き別れであるが，肝右葉切除で切除可能である（切離予定線…黄点線）．造影上，下部胆管の壁硬化などの所見は認めない．

I. 肝胆膵

術中写真および手術記事

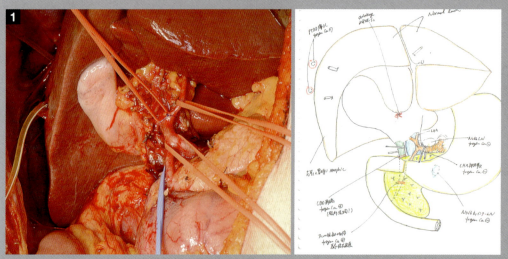

肝十二指腸間膜の skeletonization を行う．
胆管十二指腸側断端は浸潤癌陽性のため，追加切除施行するも上皮内癌で陽性であった．

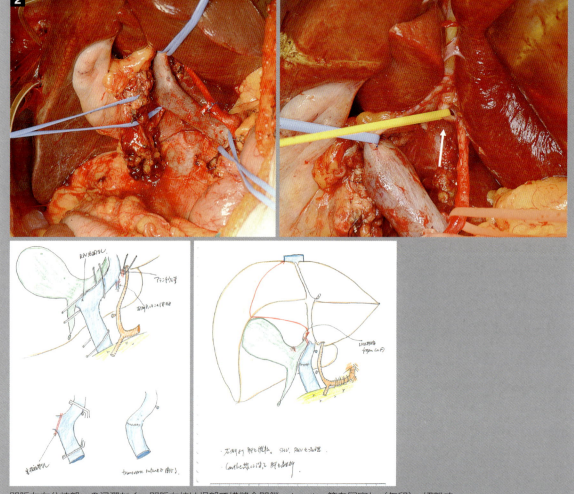

門脈左右分岐部への浸潤なく，門脈右枝は根部で横縫合閉鎖．Arantius 管を同定し（矢印），切離す．

12. 82歳高齢者の肝門部胆管癌に対し，十二指腸側胆管断端陽性のため追加 PD を施行（最終的に Rt HPD）した 1 例

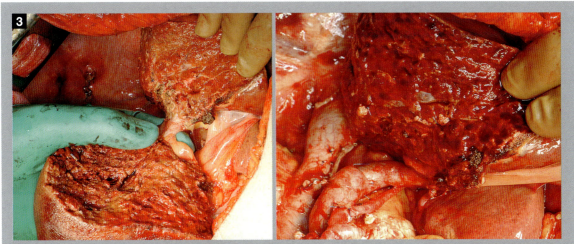

肝右葉切除施行．予定通り左肝管レベルで切離．断端は B4 と B2+3 の 2 穴だった．肝側断端陰性．

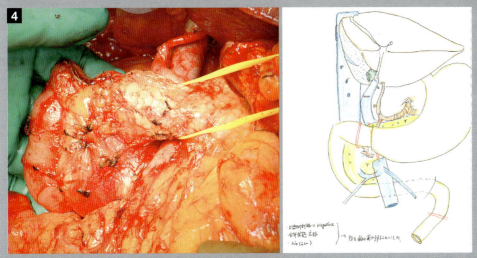

肝側胆管断端は陰性で，リンパ節転移もなさそうだったので PD を追加施行した．

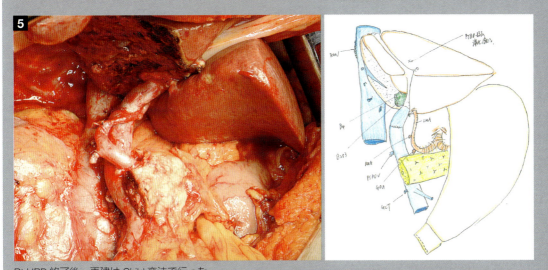

Rt HPD 終了後．再建は Child 変法で行った．

手術時間　10 時間 4 分，出血量　1,098 ml

67

I. 肝胆膵

病理診断

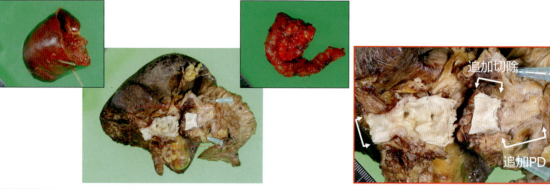

肝門部胆管癌　Bismuth type Ⅲa,
well differentiated tubular adenocarcinoma,
intermediate type, INFγ, ly0, v0, pn2, patBps, ss, pHinf1b, pGinf0, pPanc0, pDu0, pPV0, pA0, pN0, pDM0, pEM0,
pT3N0M0 Stage Ⅲ（JBS 5th edition）

術後経過

術後軽度の膵液瘻あるも保存的に改善し，術後第44病日に退院．術後9年5か月経過し，無再発生存中．

症例検討用紙

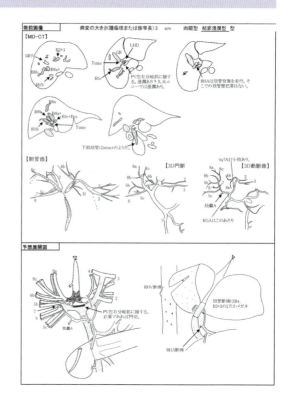

I 肝胆膵

13　S6のみを温存する拡大肝左三区域・尾状葉切除を施行した右・中・左肝静脈浸潤を有する巨大肝内胆管癌の1例

- ●症　例　62歳　男性
- ●主　訴　尿の黄染と腹部不快感

▶本症例のポイント

①巨大肝腫瘍により右肝静脈，中肝静脈，左肝静脈の全てが浸潤をうけているときは肝静脈の再建を要することが多いが，右下肝静脈（IRHV）がしっかりしていればS6のみを温存する拡大肝左3区域切除術が可能である．
②P7と門脈前区域枝の術前門脈塞栓術を行うことで，解剖学的に正確なS6とS7の間での肝切離を行うことができる．
③本症例では，温存したIRHVの屈曲がおこりoutflow blockageとなったため再建を要した．

術前画像

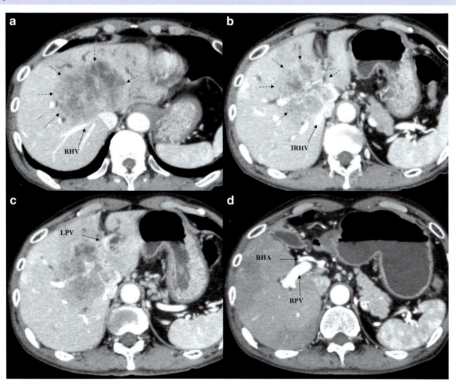

術前造影MDCT画像横断像
- a. 83mm大の巨大腫瘍（黒破線矢印）が，S2-5,7,8を占め，右肝静脈浸潤を認める．左・中肝静脈は腫瘍浸潤により確認できない．
- b. 腫瘍はIRHVに近接している．
- c. 腫瘍は左門脈に浸潤している．
- d. 右肝動脈と右門脈への浸潤は認めない．

Ⅰ. 肝胆膵

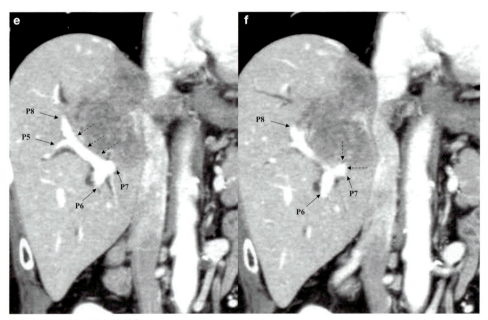

術前造影 MDCT 画像冠状断像
e. 右門脈前区域枝に浸潤（黒破線矢印）している.
f. P7 に浸潤（黒破線矢印）しているが，P6 への浸潤は認めない.

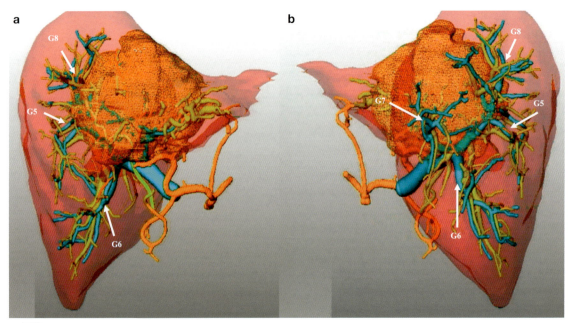

3D 画像
a. 前方からみると腫瘍が S2-5, 8 を占めている.
b. 後方からみると腫瘍は G5, 7, 8 根部に浸潤しているが，G6 根部への浸潤は認めない.

70

術中写真および手術記事

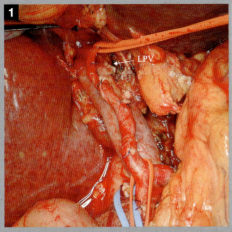 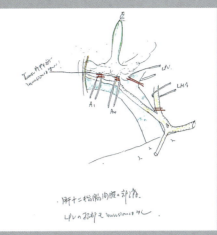

肝十二指腸間膜の郭清施行．左門脈根部への浸潤はなく切離．
A1，A4 根部も腫瘍に近接していたが浸潤はなく切離．
左側より肝脱転．IVC への浸潤なく，MHV，LHV も切離できた．

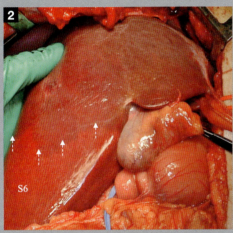 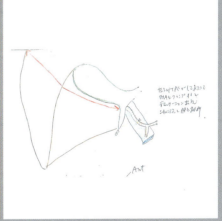

P7 と門脈前区域枝は術前門脈塞栓術を施行していたので，肝動脈クランプにて S6 と S7 の間に demarcation line が出現した．解剖学的に正確な S6 と S7 の間での肝離断を行うことができた．

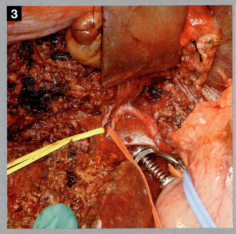 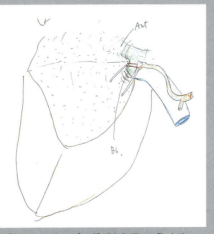

肝離断をすすめていき，B6 にテーピング（黄色テープ），A6 にテーピング（赤色テープ）した．

I. 肝胆膵

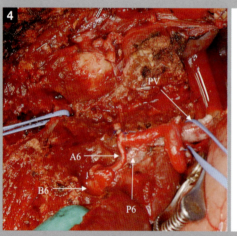
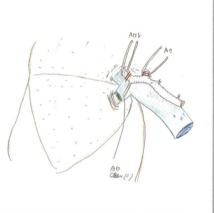

B6を切離．A6，P6温存．A5＋8，A7切離．P5＋8，P7をそれぞれ切離．IRHVを温存するように肝離断を施行し標本摘出．

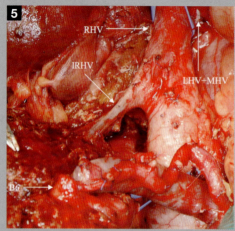
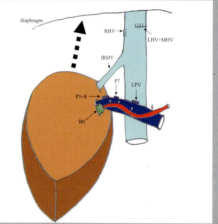

IRHVの温存は可能であったが，Schemaの黒破線矢印の方向へ肝S6が動くことでIRHVの屈曲を生じoutflow blockageをひきおこした．

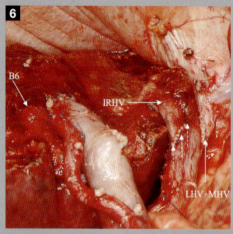
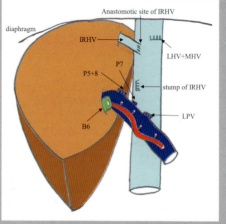

IRHVが屈曲しないように再建を要した（白破線矢印）．
この後，胆道再建を行った．

手術時間　13時間31分，出血量　5,061 ml

病理診断

Moderately diff. tubular adenocarcinoma
intermediate type, INFα, ly0, v0, pn0, patBh, sx, pHinf3, pGinf0, pPanc0, pDu0, pPV1, pA0, pN0, pHM0, pDM0, pEM2
pT3N0M0, Grade 2, Stage ⅢA
UICC classification（seventh edition）

術後経過

胆汁漏に難渋したが，術後第64病日に退院．
術後6年3か月，多発肝転移が出現し，化学療法開始．術後8年5か月現在，化学療法継続中．

症例検討用紙

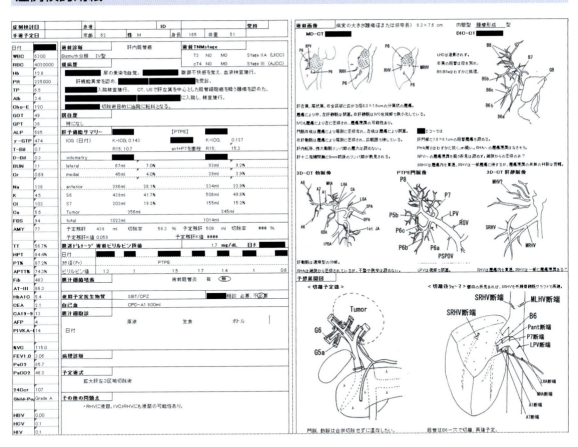

文献：Kobayashi SI, et al. Long-term survival following extended hepatectomy with concomitant resection of all major hepatic veins for intrahepatic cholangiocarcinoma：report of a case. Surg Today. 2015；45：1058-1063.

I 肝胆膵

14 肝門部胆管浸潤および下大静脈浸潤を伴った肝内胆管癌に対する肝右三区域・尾状葉切除＋下大静脈切除再建（右外腸骨静脈 graft 再建）

- ●症　例　65歳　女性
- ●主　訴　肝機能異常

▶本症例のポイント

肝門部胆管浸潤および下大静脈浸潤を伴った肝内胆管癌（腫瘤形成型＋胆管内発育型）に対し，肝右三区域・尾状葉切除＋下大静脈切除右外腸骨静脈 graft 再建を適応とした．本症例では，右肝静脈および中肝静脈の下大静脈合流部を含む肝部下大静脈への広範囲な腫瘍浸潤を認め，下大静脈環状切除が必要であった．左肝静脈還流を維持しつつ下大静脈遮断し，安定した循環動態下で肝部下大静脈を合併切除後，右外腸骨静脈 graft を用いて血行再建を行った．

術前画像

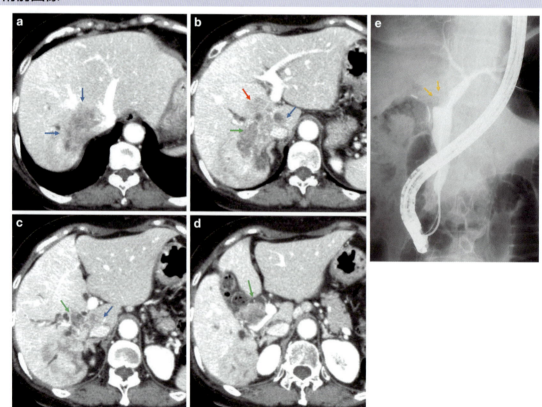

造影 MDCT axial 像（a, b, c, d）：左側より右側に頭側から尾側を示す．肝後区域から尾状葉に主として存在する約 6.1 cm の肝内胆管癌（腫瘤形成型＋胆管内発育型）である．中肝静脈・右肝静脈の下大静脈合流部から肝部下大静脈に腫瘍が広範囲に接しており，腫瘍浸潤ありと診断した（青矢印）．肝門へも浸潤を認める（赤矢印）．また，後区域胆管枝から左右肝管合流部に，腫瘍の胆管内発育を認めた（緑矢印）．
胆管造影所見（e）：左右肝管合流部に陰影欠損（橙矢印）を認め，右側胆管は造影されなかった．

14. 肝門部胆管浸潤および下大静脈浸潤を伴った肝内胆管癌に対する肝右三区域・尾状葉切除＋下大静脈切除再建（右外腸骨静脈 graft 再建）

術中写真および手術記事

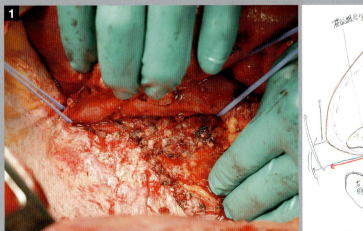
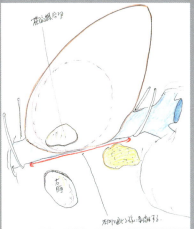

浸潤のあった横隔膜を合併切除し，肝臓を下大静脈とともに右側より完全に授動した．肝上部および肝下部下大静脈を taping した．

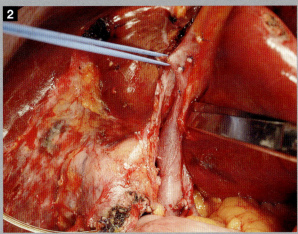
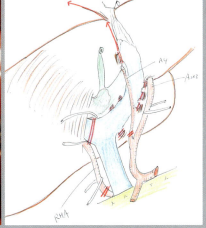

右肝および内側区域の動門脈枝を処理後，肝外側区域と肝内側区域の間に demarcation line が出現，同 line に沿って肝離断した．

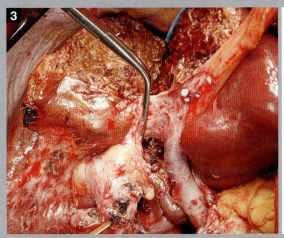
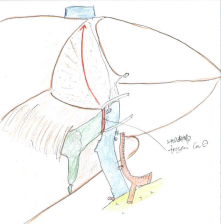

肝離断を進めて胆管（B2＋3）を taping し，門脈臍部右側で切離した．

I. 肝胆膵

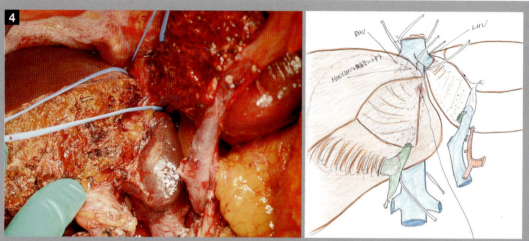

4

肝離断後，切除肝は下大静脈浸潤部のみでつながっている．浸潤のある中および右肝静脈を含めるように左肝静脈の尾側で肝部下大静脈を taping した．

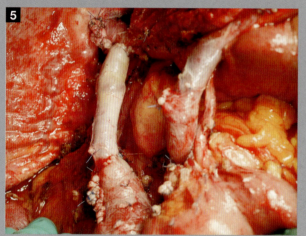

5

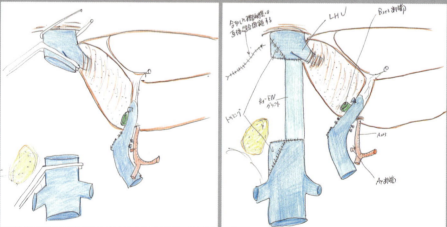

頭側では左肝静脈還流を維持しつつ肝部下大静脈を斜めに遮断した．尾側では浸潤の無い肝下部大静脈を遮断した．安定した循環動態下に下大静脈合併切除し標本を摘出した．
下大静脈血行再建には右外腸骨静脈 graft を使用し，間置再建した．

手術時間　10 時間 27 分，出血量　1,566 ml

14. 肝門部胆管浸潤および下大静脈浸潤を伴った肝内胆管癌に対する肝右三区域・尾状葉切除＋下大静脈切除再建（右外腸骨静脈graft再建）

病理診断

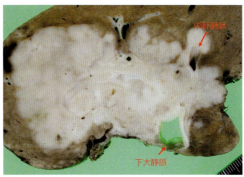

肝内胆管癌　Bismuth type Ⅳ,
moderately differentiated adenocarcinoma,
im（−）, ig, fc（−）, fc-inf（−）, sf（−）, s0, n0, vp0, vv3, va0, b4, p0, sm（＋）, f1（ch）

術後経過

下大静脈血栓を発症するも保存的に軽快．術後第45病日に退院．本人の希望もあり補助化学療法は施行せず．術後5年8か月，無再発生存中．

症例検討用紙

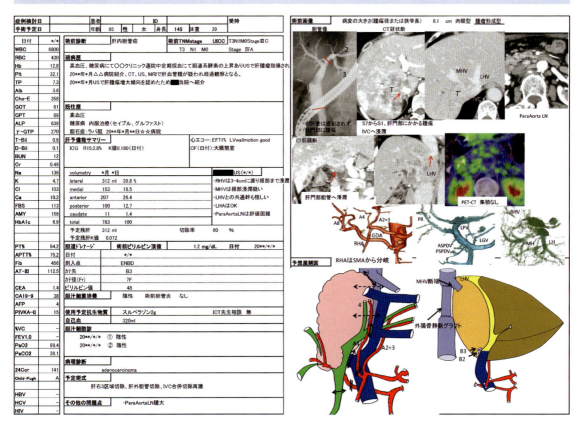

文献：Nakagawa A, et al. Hepatobiliary resection with concomitant resection of the inferior vena cava for advanced intrahepatic cholangiocarcinoma：report of a case. Surg Today. 2013；43：1321-1325.

I 肝胆膵

15 Bismuth Ⅳ型肝門部胆管癌に対し肝左三区域・尾状葉切除＋肝動脈・門脈切除再建を行い長期無再発生存している1例

- **症　例**　65歳　女性
- **主　訴**　黄疸　右上腹部痛

▶本症例のポイント

右肝動脈および門脈浸潤を伴う左側優位のBismuth Ⅳ型肝門部胆管癌に対し，肝左三区域・尾状葉切除＋肝動脈・門脈切除再建を適応とした．本症例はリンパ節転移を認めず，かつ本術式にて根治切除が得られた．術後10年11か月経過した現在も無再発生存が得られている．おそらく，動脈・門脈同時切除再建で10年生存した世界初の症例である．

術前画像

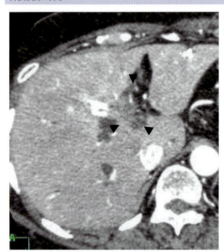

造影MDCT画像
肝門部左側に3 cm大の腫瘍を認める
（黒矢頭）．

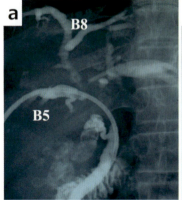
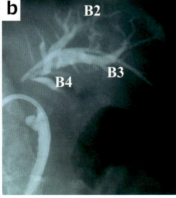
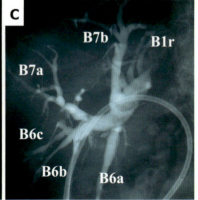

胆管造影画像
B5とB8の合流部（a），およびB2＋3とB4合流部（b）に腫瘍による狭窄を認める．
B6とB7の合流部（c）はintactである．

15. Bismuth Ⅳ型肝門部胆管癌に対し肝左三区域・尾状葉切除＋肝動脈・門脈切除再建を行い長期無再発生存している1例

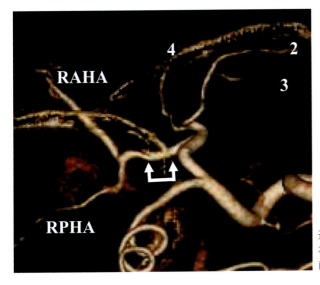

造影MDCTによる動脈Volume Rendering像
右肝動脈にencasementを認める（白矢印）．RAHA：右前区域肝動脈，RPHA：右後区域肝動脈

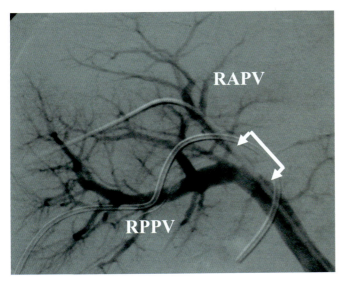

門脈造影像
門脈左枝は閉塞し，右門脈-右前区域門脈枝（RAPV）の著明な狭窄を認める（白矢印）．RPPV：右後区域門脈枝
門脈右前枝を塞栓した．

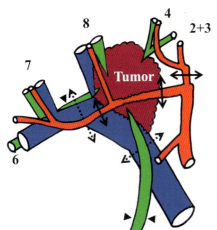

術前Schema
（実線矢印：予定動脈切離線，点線矢印：予定門脈切離線，矢頭：予定胆管切離線）

I. 肝胆膵

術中写真および手術記事

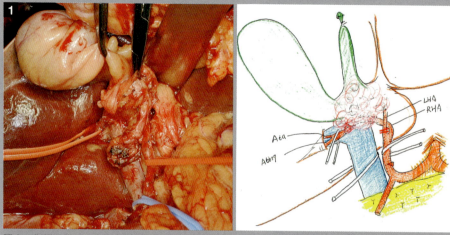

肝十二指腸間膜の skeletnization を行った．右肝動脈および門脈左右分岐部は腫瘍浸潤により剥離不能であった．

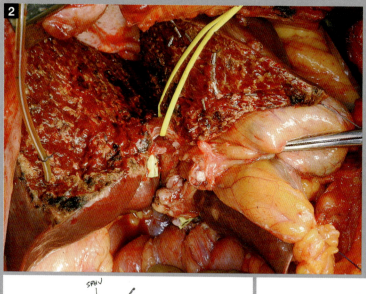

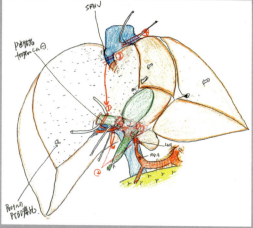
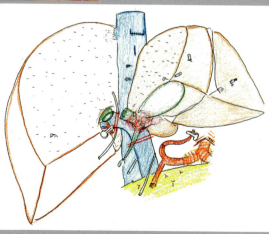

術前に肝左三区域を門脈塞栓しており，右肝動脈を clamp すると右前後区域間に demarcation line が出現し，その line に沿って肝離断した．肝門に至り，後区域胆管を切離，ついで右肝動脈を切離した．最後に右門脈後区域枝を taping した後，門脈を切離し標本を摘出した．

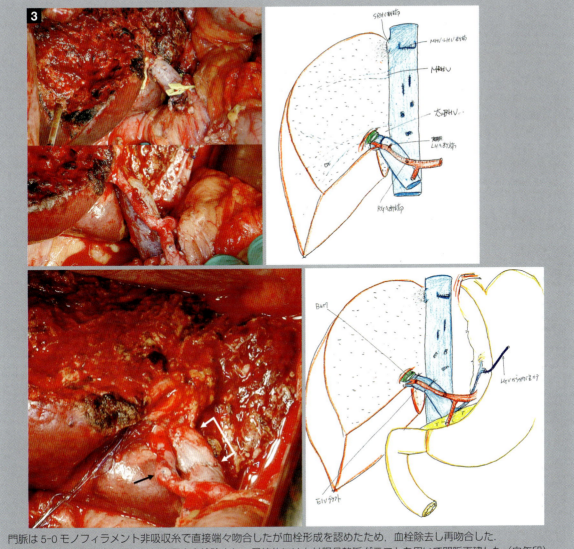

門脈は 5-0 モノフィラメント非吸収糸で直接端々吻合したが血栓形成を認めたため，血栓除去し再吻合した．しかし，再度血栓形成を認めたため再度血栓除去し，最終的には右外腸骨静脈グラフトを用いて門脈再建した（白矢印）．肝動脈再建は形成外科医により顕微鏡下に再建した（黒矢印）．

手術時間　16 時間 55 分，出血量　2,959 ml

切除標本

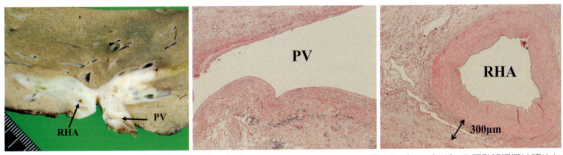

肉眼的に腫瘍は右肝動脈および門脈を取り囲んでいた．組織学的には門脈浸潤を認めた（pPV3）が，右肝動脈浸潤は認めなかった（pA0）．しかし，腫瘍の辺縁と右肝動脈の距離はわずか 300 μm であった．

Ⅰ. 肝胆膵

病理診断

肝門部胆管癌　Bismuth type Ⅳ,
moderately differentiated tubular adenocarcinoma,
scirrhous type, INFγ, ly1, v1, pn1, patBl, sx, pHinf1b, pGinf0, pPanc0, pDu0, pPV3, pA0, pN0, pHM0, pDM0, pEM1,
pT4pN0M0 fStage Ⅳa（JBS 5th edition）

術後経過

2日目，外腸骨静脈採取部より出血し再手術施行．血清ビリルビンは27.9mg/dlまで上昇したが保存的に軽快．術後第60病日に退院．
術後UFT®による補助化学療法を3年間施行．術後10年11か月，無再発生存中．

症例検討用紙

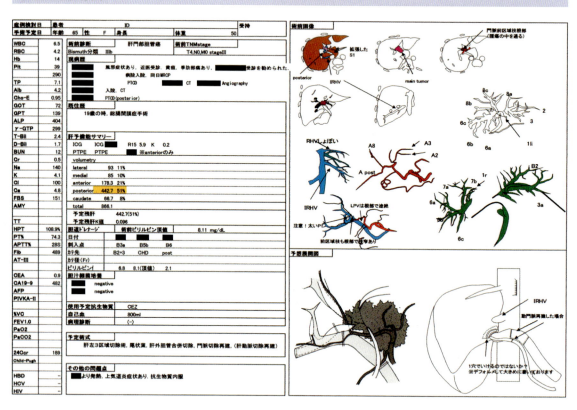

文献：Seki T, et al. Six-year survival following left hepatic trisectionectomy with simultaneous resection of the portal vein and right hepatic artery for advanced perihilar cholangiocarcinoma without lymph node metastases: report of a case. Clin J Gastroenterol 2012；5：327-331.

I 肝胆膵

16 Supraportal type の右後区域肝動脈を有する Bismuth Ⅳ型肝門部胆管癌に対する肝左三区域・尾状葉切除＋肝動脈・門脈切除再建

- 症　例　64歳　男性
- 主　訴　黄疸

▶本症例のポイント

右肝動脈および門脈浸潤を伴う左側優位の Bismuth Ⅳ型肝門部胆管癌に対し，肝左三区域尾状葉切除＋肝動脈・門脈合併切除再建を適応とした．右後区域肝動脈は通常，右前区域門脈の尾側を通過する infraportal type であるが，10％程度の症例において右前区域門脈の頭側を通過する supraportal type が存在する．かかる症例に右肝動脈再建を伴う左三区域切除を行う場合，右後区域肝動脈を肝側で確保することがしばしば困難となる．本症例は肝動脈門脈合併切除を伴う左三区域切除後に異時性孤発性肺転移も切除し，初回手術より9年後の現在も無担癌生存が得られている．

術前画像

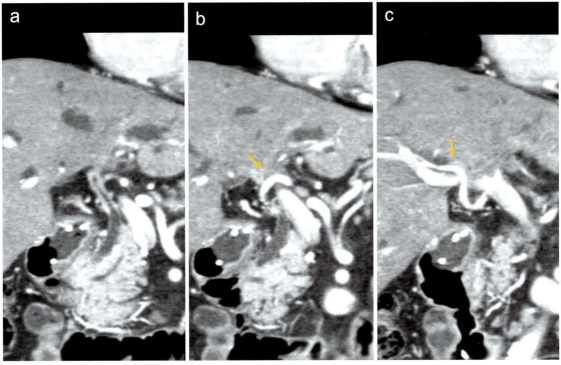

（画像の説明は次ページ参照）

Ⅰ. 肝胆膵

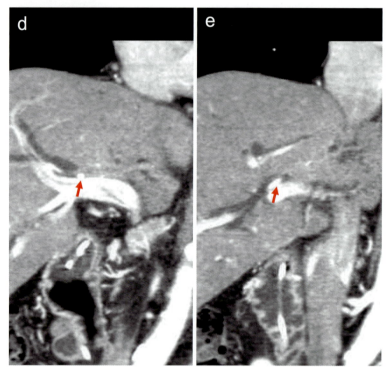

造影 MDCT 画像冠状断像：左側より右側に腹側から背側を示す．左側優位の Bismuth Ⅳ型肝門部胆管癌である．右肝動脈およびその前区域枝と腫瘍との境界は不明瞭であり，腫瘍浸潤ありと診断した（橙矢印）．右肝動脈後区域枝（赤矢印）は右門脈前区域枝背側を通過しており，腫瘍とは離れている．

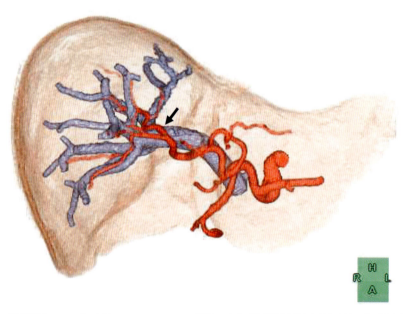

術前造影 MDCT による Volume Rendering 画像：右後区域肝動脈は右前区域門脈の頭背側を通過する，いわゆる supraportal type である（黒矢印）．

16. Supraportal type の右後区域肝動脈を有する Bismuth Ⅳ型肝門部胆管癌に対する肝左三区域・尾状葉切除＋肝動脈・門脈切除再建

術中写真および手術記事

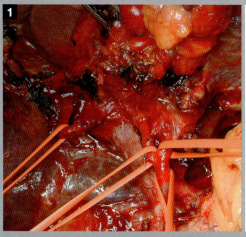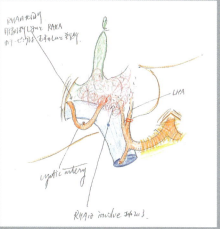

肝十二指腸間膜の skeletnization を行う．右肝動脈および門脈分岐部は腫瘍浸潤により剥離不能である．

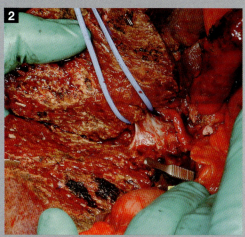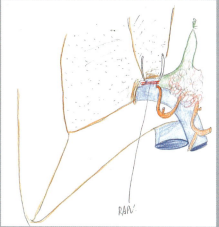

術前に肝左三区域を門脈塞栓しており，右肝動脈を clamp すると右前後区域間に demarcation line が出現し，その line に沿って肝離断する．
肝門に至り，右門脈前区域枝を taping した後切離した．

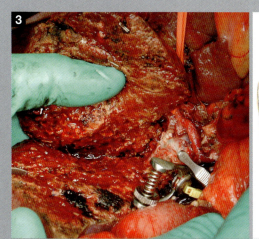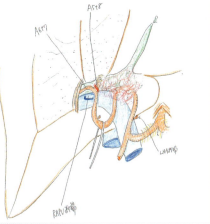

右門脈前区域枝を切離するとその背側で右前区域肝動脈が確認され，根部で切離し，supraportal type の右後区域肝動脈が確認される．

I. 肝胆膵

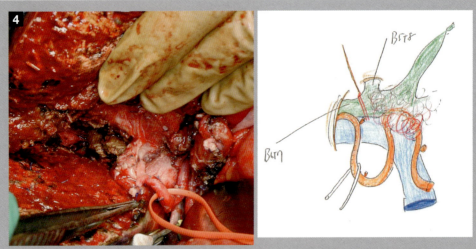

右後区域肝動脈と右後区域胆管との間を剥離し，右後区域胆管を切離した．

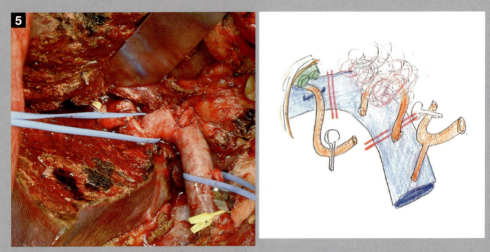

肝動脈を切離した後，最後に門脈を切離し標本を摘出した．

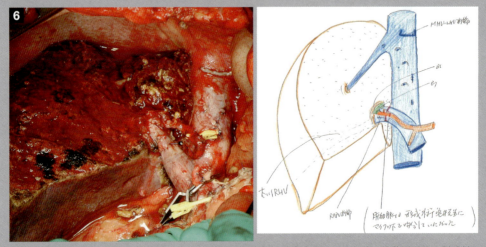

門脈再建後．門脈は5-0モノフィラメント非吸収糸で直接端端吻合した．この後，肝動脈再建は形成外科医により顕微鏡下に再建された．

手術時間　13時間28分，出血量　3,764 ml

病理診断

肝門部胆管癌　Bismuth type Ⅳ,
moderately differentiated tubular adenocarcinoma,
scirrhous type, INFγ, ly1, v2, pn2, patBhlcs, se/sx, pHinf2, pGinf0, pPnac0, pDu0, pPV3, pA1, pN0, pDM0, pEM2 pT4N0M0
（JBS 5th edition）

術後経過

特に合併症なく経過し，術後第 30 病日に退院．術後 3 年 6 か月に孤発性の肺転移に対し，胸腔鏡下右肺部分切除を施行．以後 5 年 6 か月，初回手術から 9 年 2 か月，無再発生存中．

症例検討用紙

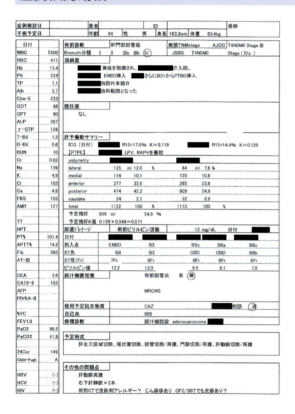
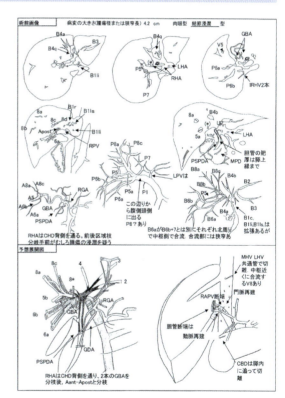

I 肝胆膵

17 Supraportal type の右後区域肝動脈を伴う肝門部胆管癌に対し肝左三区域・尾状葉切除＋肝動脈・門脈切除再建を施行した1例

- ●症　例　72歳　女性
- ●主　訴　心窩部痛

▶本症例のポイント

右側は右肝管から前区域枝と後区域胆管枝にかけて，左側は左肝管から B2, 3, 4 にかけて，下流側は中部胆管に進展し，左右門脈枝・右肝動脈本幹と前後区域枝に浸潤を伴う左側優位の Bismuth IV型肝門部胆管癌に対し，肝左三区域・尾状葉切除＋肝動脈門脈切除再建を施行した．再建される右肝動脈後区域枝は，右前区域門脈枝の頭側を通る supraportal type であり，同動脈の術中剥離同定が困難であり，動脈を胆管と一括切離した後にこの動脈を左肝動脈断端と端々吻合した．

術前画像

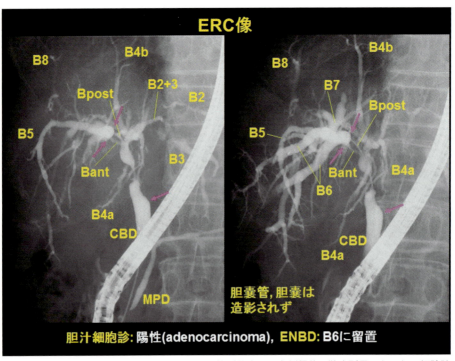

ERC では，中部胆管から右前区域と後区域の胆管が狭窄し，右側優位の狭窄所見であった．初診時は無黄疸であったが発黄寸前であり，B6 に ENBD を留置した．

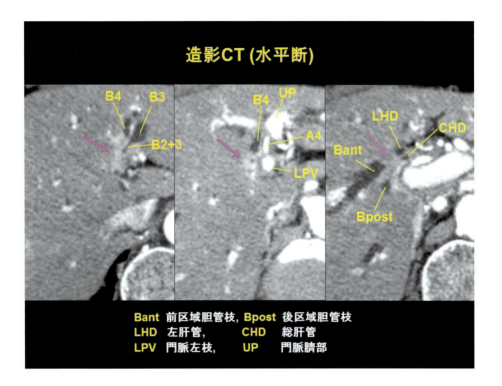

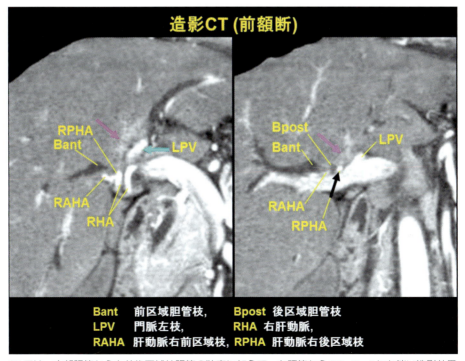

CTでは，中部胆管から右前後区域枝胆管の狭窄に加えて，左肝管からB2，3，4にも淡い造影効果を伴う壁肥厚を認め，肝門部に腫瘍（紫矢印）を形成していた．右肝動脈と右前後区域肝動脈，門脈右枝はいずれも腫瘍に接し，門脈左枝は狭窄しており（青矢印），癌の進展は左側優位と考えられた．

I. 肝胆膵

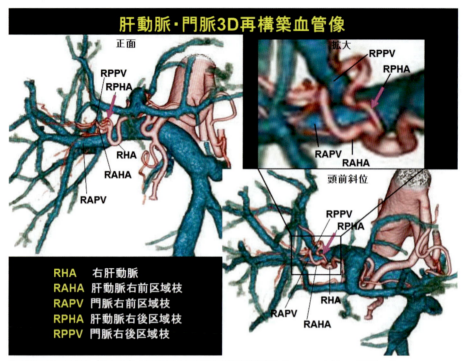

右肝動脈後区域枝（紫矢印）は門脈右枝の頭背側を通過する Supraportal type であった．

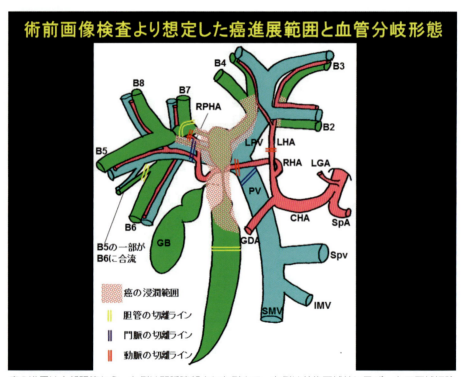

癌の進展は中部胆管から，左側は門脈臍部より左側まで，右側は前後区域枝に及び，左三区域切除が必要である．
左右門脈および右肝動脈本幹と前後区域枝への浸潤も疑われ，肝動脈・門脈切除再建を計画した．

17. Supraportal type の右後区域肝動脈を伴う肝門部胆管癌に対し肝左三区域・尾状葉切除＋肝動脈・門脈切除再建を施行した1例

術中写真

手術：肝動脈門脈合併切除再建を伴う肝左三区域尾状葉切除術

後区域枝胆管切離直前 / 動門脈再建終了後

手術時間：11時間09分, 出血量：1191ml

肝動脈は中枢側を右肝動脈根部で切離，後区域枝は胆管の背側を走行し剥離同定が困難であったため，胆管と一括切離した後に同定し，左肝動脈断端と顕微鏡下に端々吻合した．
門脈は本幹と右枝で切離して端々吻合で再建した．
胆管断端は B6 と B7 の2穴となり，1穴に形成して再建した．

手術時間　11時間9分，出血量　1,911 ml

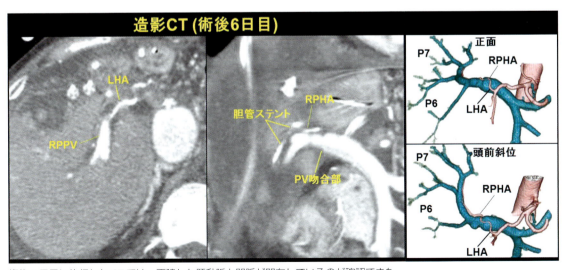

造影CT (術後6日目)

術後6日目に施行したCTでは，再建した肝動脈と門脈が開存しているのが確認できた．

I. 肝胆膵

病理診断

肝門部胆管癌　Bismuth type Ⅳ
poorly differentiated adenocarcinoma,
intermediate type, INFβ, ly1, v2, pn2, patBpshmC, s（−）/ss,
pHinf1b, pGinf0, pPnac0, pDu0, pPV3, pA0, pN1（#12p）,
pHM2（CIS）, pDM0, pEM0 pT4N1M0, Stage Ⅳa（JBS 5th edition）

術後経過

難治性胆汁瘻を認めたが，エタノール注入等で治癒し，術後第113日目に退院．本人の希望もあり補助化学療法は施行せず．術後2年7か月，腹膜播種再発にて原病死．

症例検討用紙

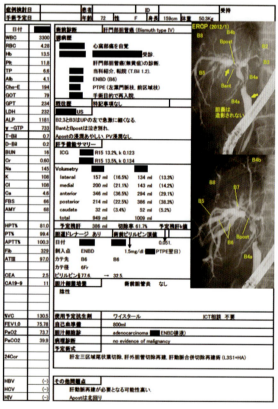
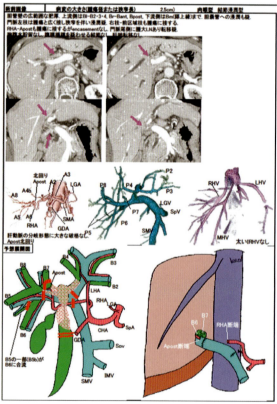

I 肝胆膵

18 広範囲に動脈神経叢浸潤を認める Bismuth Ⅳ型肝門部胆管癌に対する肝左三区域・尾状葉切除＋肝動脈・門脈切除再建

- ●症　例　63歳　男性
- ●主　訴　黄疸

▶本症例のポイント

高度な動脈神経叢浸潤を伴う左側優位の Bismuth Ⅳ型肝門部胆管癌の症例．術前画像では中枢側は総肝動脈分岐部，末梢側は右前後区域肝動脈分岐部近傍まで動脈神経叢浸潤および門脈本幹への浸潤が疑われた．本症例は肝左三区域・尾状葉切除＋肝動脈・門脈合併切除再建により組織学的にも R0 切除できた．

術前画像

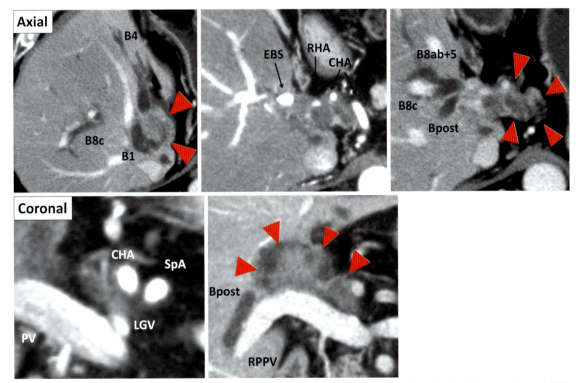

肝門部に肝浸潤を伴う分葉状の腫瘤像を認める．左門脈は腫瘍により完全閉塞し，肝左葉は著明に萎縮している．左右肝動脈周囲の軟部陰影濃度の上昇は広範囲に認め，中枢側は総肝動脈・脾動脈の分岐部まで及んでいる．右前区域肝動脈へも浸潤が疑われたが右前後区域肝動脈分岐部へは及んでおらず，右後区域肝動脈はテーピング可能であると判断した．門脈本幹頭側も腫瘍と広く接しており浸潤が疑われた．右門脈後区域枝への浸潤は認めていない．
肝内胆管は右前後区域胆管合流部まで浸潤を認めるが，B6 と B7 の合流部には浸潤は及んでいないと診断した．

I．肝胆膵

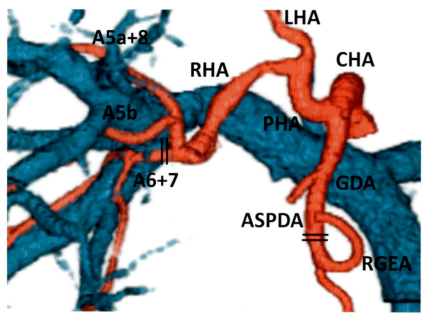

動脈再建は黒二重線のラインを想定した．膵頭アーケードを介した GDA 末梢側と右後区域肝動脈での，橈骨動脈 graft を用いた間置再建を予定した．

術中写真および手術記事

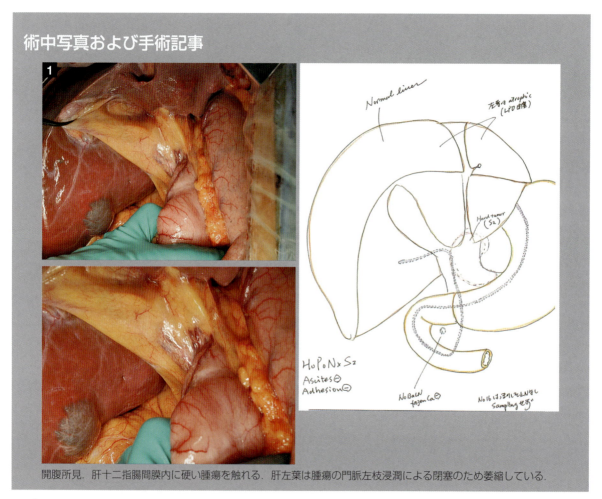

開腹所見．肝十二指腸間膜内に硬い腫瘍を触れる．肝左葉は腫瘍の門脈左枝浸潤による閉塞のため萎縮している．

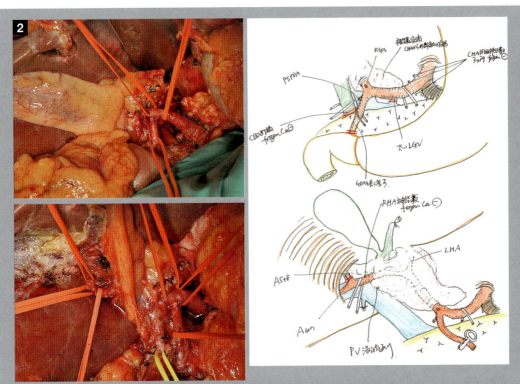

肝十二指腸間膜の郭清．総肝動脈周囲神経叢は比較的容易に剝離可能であり胃十二指腸動脈を後の再建グラフト用に長く確保した．
末梢側は右前後区域動脈分岐の中枢側で taping し，右前区域動脈を結紮・切離した．動脈周囲神経叢の迅速組織診はいずれも陰性であった．

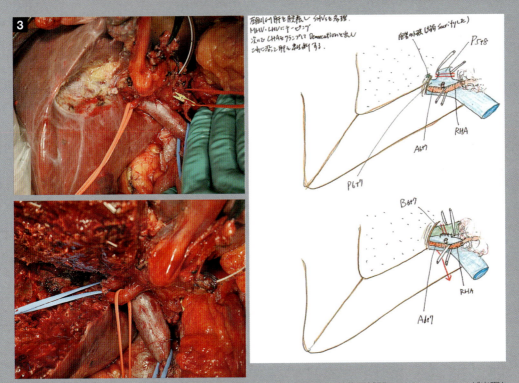

前区域門脈枝は術前に塞栓してあるため，右肝動脈をクランプすると右前後区域間で demarcation line が出現し，同 line に沿い肝離断した．肝離断を肝門に進め，肝門部の視野を展開した後に右前区域門脈を taping・切離した．

I. 肝胆膵

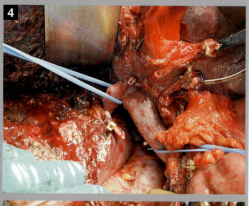
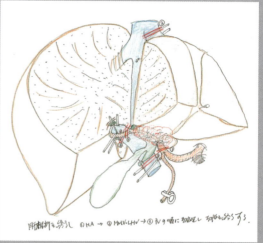
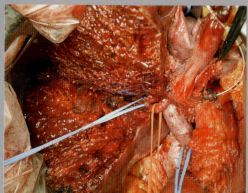

肝離断終了後，肝側胆管，肝動脈を切離．切除側の流入血流が切離された後，肝静脈を切離した．最後に門脈切離し標本を摘出．

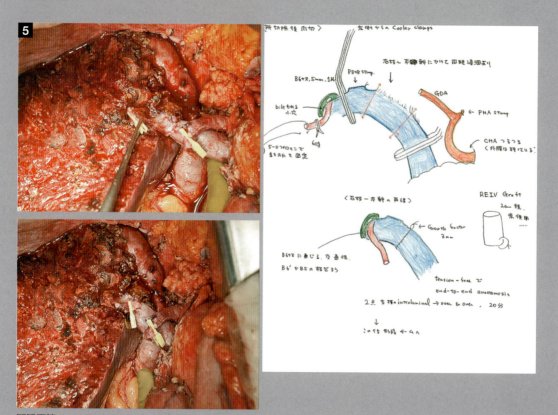

門脈再建．5-0モノフィラメント非吸収糸による2点支持法で端端吻合再建した．

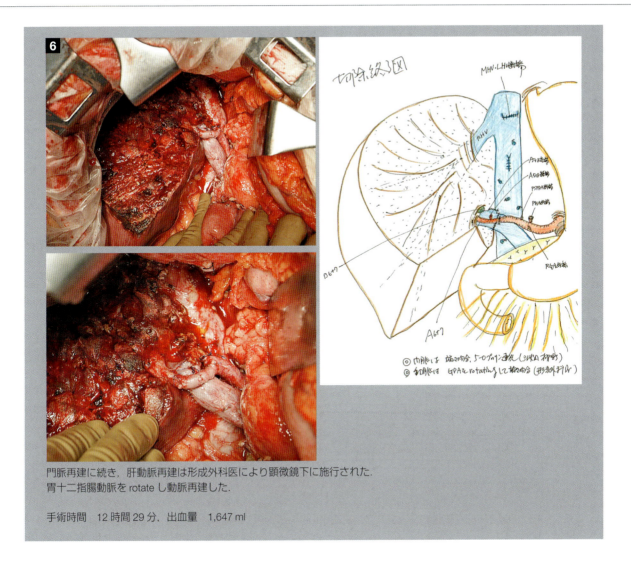

門脈再建に続き，肝動脈再建は形成外科医により顕微鏡下に施行された．
胃十二指腸動脈を rotate し動脈再建した．

手術時間　12 時間 29 分，出血量　1,647 ml

病理診断

肝門部領域胆管癌
moderately differentiated tubular adenocarcinoma, intermediate type, INFb, ly0, v0, ne3, patBp, pT4b（SE）, pN1, pDM0, pHM0, pEM0, pPV1（i）, pA1（a）（JBS 6th edition）

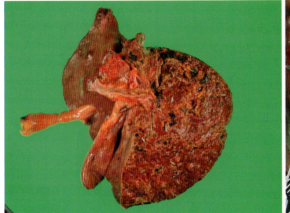
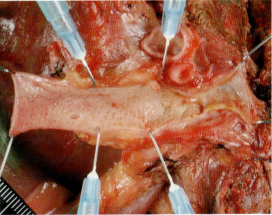

I. 肝胆膵

術後経過

黄疸が遷延したが（T-bil 頂値：13.3 mg/dl）徐々に改善し，術後第 40 病日に軽快退院．
TS-1 による補助化学療法を約 6 か月施行．
術後 1 年 8 か月，無再発生存中．

症例検討用紙

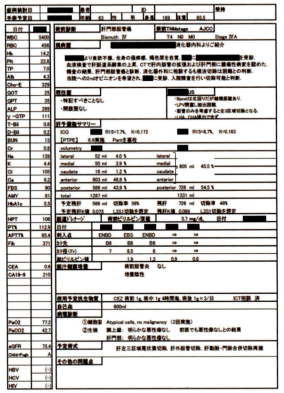

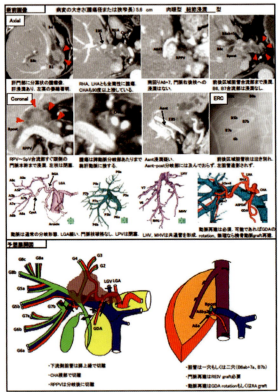

I 肝胆膵

19 肝内結石による良性狭窄との鑑別に苦慮した肝門部胆管癌に対する肝右葉・尾状葉切除＋肝動脈・門脈合併切除再建

- ●症　例　64歳　男性
- ●主　訴　繰り返す胆管炎

▶本症例のポイント

繰り返す胆管炎で精査．画像上右肝管の狭窄を認めたが組織学的診断でも悪性の診断を得られず，肝内結石の診断で経過観察していた．半年後に再度胆管炎性肝膿瘍を発症．肝門部胆管の高度の狭窄，周囲浸潤像を認め，胆汁細胞診でも腺扁平上皮癌の診断を得たため，手術を施行した．肝機能良好で門脈塞栓は施行せず，肝右葉・尾状葉切除＋肝動脈門脈合併切除再建を施行した．右葉切除に肝動脈門脈切除再建を併施する症例は稀であるが，本症例は HM0，EM1 で切除し得た．

術前画像

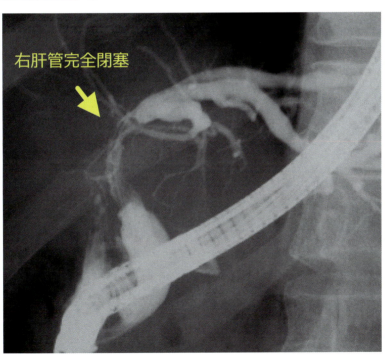

ERC（上）：上部胆管狭窄と右肝管閉塞（黄矢印）．生検；悪性像無し
胆汁細胞診；腺扁平上皮癌

I. 肝胆膵

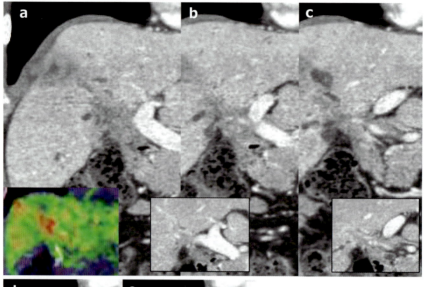

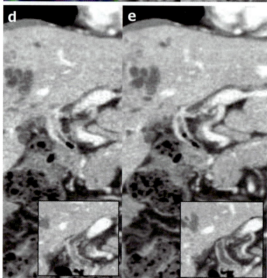

a. S8aに肝膿瘍を認め，横隔膜との境界は不明瞭．右門脈から前区域枝（RAPV）に軟部影が進展し門脈の閉塞を認め，前区域は萎縮．b. 腫瘍影の進展は肝門部に及び，左右門脈分岐部浸潤あり．c. 右肝動脈に壁不整があり動脈に沿った進展がみられる．d. 左右肝動脈分岐部まで腫瘍影の進展がある．右肝管は構造不明瞭．e. 総胆管壁は肥厚・濃染あり．左肝管合流部は狭窄．（下部は半年前の所見）

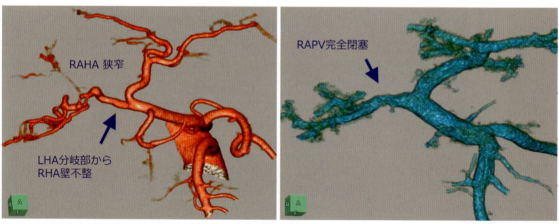

動脈像（左）：左右肝動脈分岐部から右肝動脈（RHA）に壁不整あり．右全区域動脈（RAHA）は高度狭窄．A6＋7分岐部まで狭窄あり．

門脈像（右）：右前区域門脈（RAPV）は完全閉塞．左門脈（LPV）分岐部まで壁不整あり．

術中写真および手術記事

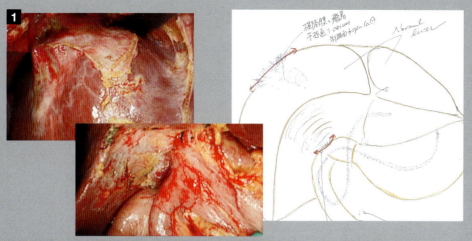

肝膿瘍により横隔膜に癒着．胆摘後のため十二指腸も癒着しており，十二指腸漿膜を切除．

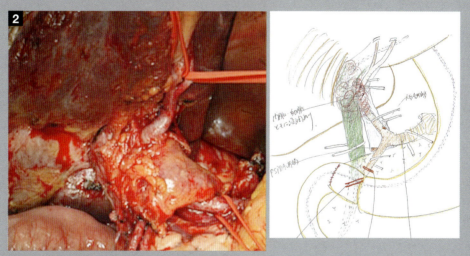

肝門部で動脈門脈ともに浸潤あり．肝十二指腸間膜を skeltonization．

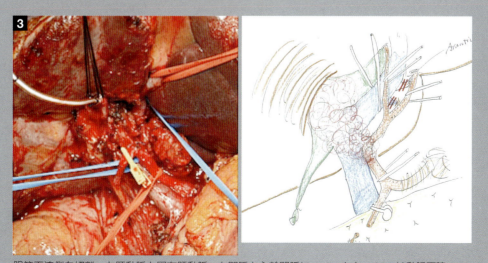

胆管下流側を切離．左肝動脈と固有肝動脈，左門脈と主幹門脈に taping した．GDA は動脈再建 graft の準備として長くとって切離．

I. 肝胆膵

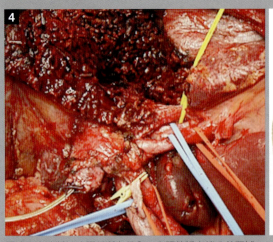
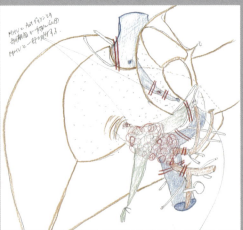

肝流入血遮断せず肝離断を行う．中肝静脈末梢の前区域 Glisson 近傍領域は切除した．肝実質離断を完了し，胆管切離，肝動脈切離，右肝静脈を切離し，最後に門脈を切離して切除完了した．

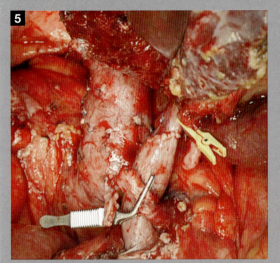

門脈再建終了後．

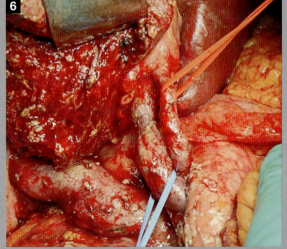

動脈再建は，GDA を用いて形成外科医により顕微鏡下に行う．

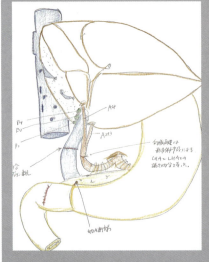
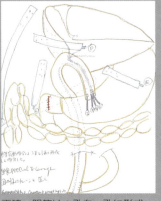

再建．胆管は 3 孔を一孔に形成．

手術時間　13 時間 51 分，出血量　1,889 ml

病理診断

肝門部胆管癌　Bismuth type Ⅳ,
Adenosquamous cell carcinoma,
patBphs, ss/sx, s-, int, INFβ, ly0, v1, pn3, pHinf2, pPV0, pA0, pN0, pHM0, DM0, pEM1 pT4N0M0　fStage Ⅳa（JBS 5th edition）

術後経過

合併症なく経過し，術後第29病日に退院．Gemcitabineによる補助化学療法を6か月施行．
術後3年7か月CTでCHA周囲の軟部影の増大をみとめ，FDG-PETでFDG集積あり再発と診断．再発巣に対して放射線照射（50.4 Gy）＋S-1内服．術後5年9か月，再発生存中．

症例検討用紙

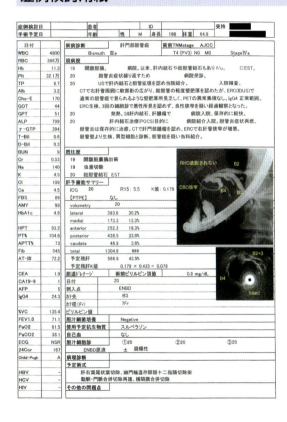

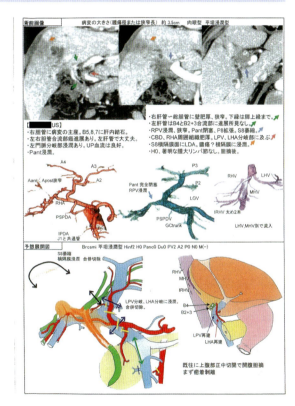

I 肝胆膵

20 85歳女性の結腸右半切除後肝門部胆管癌に対する肝左葉・尾状葉切除＋肝動脈・門脈切除再建

- ●症　例　85歳　女性
- ●主　訴　CA19-9 高値（結腸癌術後経過観察中）

▶ 本症例のポイント

右肝動脈および門脈浸潤を伴う Bismuth Ⅲb 型肝門部胆管癌の 85 歳の高齢女性に対し肝左葉・尾状葉切除＋肝動脈・門脈切除再建を施行した．本症例は手術時に 85 歳であり，当科における最高齢の肝門部胆管癌切除例であり（当時），さらに肝動脈・門脈切除再建を併施した．右後区域枝肝動脈は右門脈前枝の頭背側を通過 supraportal type であった．

術前画像

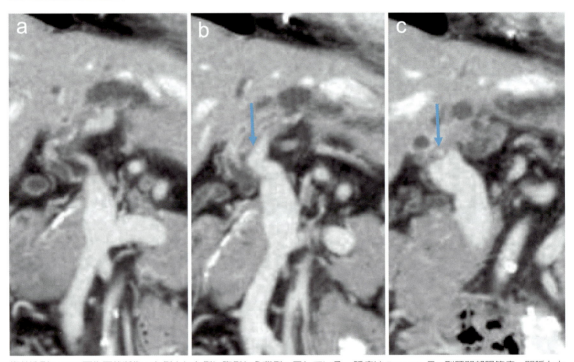

術前造影 MDCT 画像冠状断像：左側より右側に腹側から背側へ示している．腫瘍は Bismuth Ⅲb 型肝門部胆管癌．門脈左右分岐部（青矢印）と右肝動脈（赤矢印）は腫瘍との境界が不明瞭で，腫瘍浸潤ありと診断した．腫瘍は右肝管から前区域枝と後区域枝の合流の近傍まで進展している．

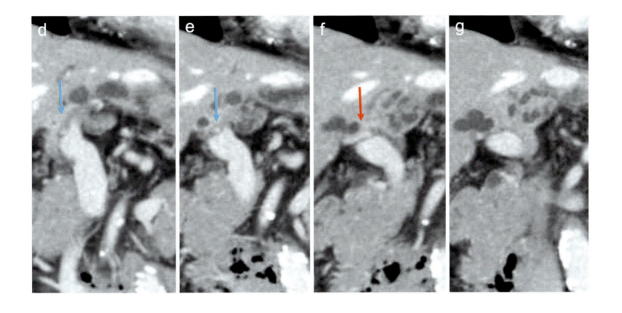

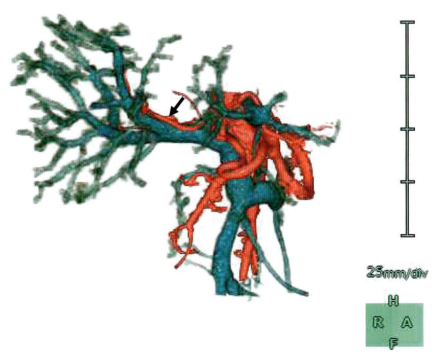

術前造影 MDCT による 3D 血管構築像：右後区域肝動脈は右前区域門脈の頭背側を通過する，いわゆる supraportal type である（黒矢印）．

Ⅰ．肝胆膵

術中写真および手術記事

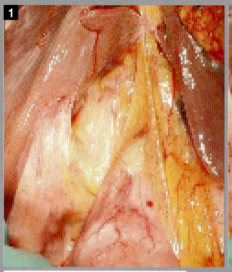
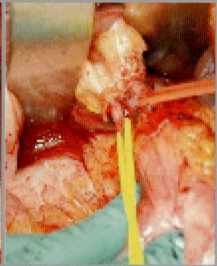

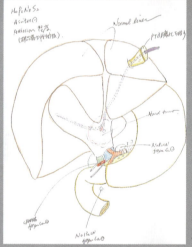

前回手術の癒着剥離を行う．固有肝動脈および下部胆管を taping．肝門より肝動脈および門脈分岐部は腫瘍浸潤により剥離不能である．

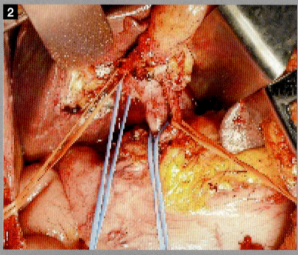
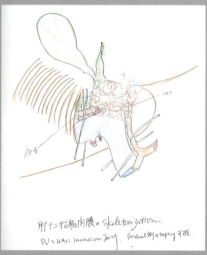

肝十二指腸間膜の skeletonization．肝動脈および門脈に浸潤を認め，剥離不能である．門脈本幹および固有肝動脈，右肝動脈末梢および右門脈を taping．

20. 85歳女性の結腸右半切除後肝門部胆管癌に対する肝左葉・尾状葉切除＋肝動脈・門脈切除再建

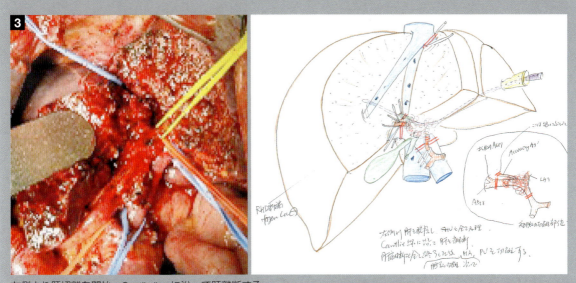

左側より肝切離を開始．Cantlie line に沿って肝離断する．
胆管（前区域枝⇒後区域枝の順で）を切離した後に右肝動脈と右門脈を切離した．

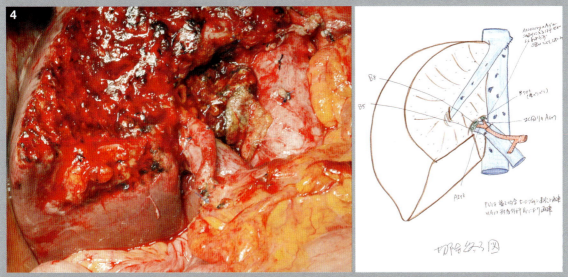

門脈再建後．門脈は 5-0 モノフィラメント非吸収糸で直接端端吻合した．その後，右肝動脈再建は形成外科医により顕微鏡下に再建．胆管断端は B5＋8 と B6＋7 の 2 穴である．

手術時間　10 時間 7 分，出血量　963 ml

Ⅰ. 肝胆膵

病理診断

肝門部胆管癌　Bismuth type Ⅲb
moderately differentiated tubular adenocarcinoma,
intermedite type, INFβ, ly1, v2, pn2, patBcilrh, ss/sx, pHinf1b, pHinf0, pPnac0, pDu0, pPV2, pA1, pN0, pHM1, pDM0, pEM0
pT4N0M0（JBS 5th edition）

術後経過

軽度の胆汁瘻を認めたが，術後第31病日に退院．HM1に対して放射線照射（50G）を術後に施行．
術後1年6か月，局所再発に伴う肝不全で原病死．

症例検討用紙

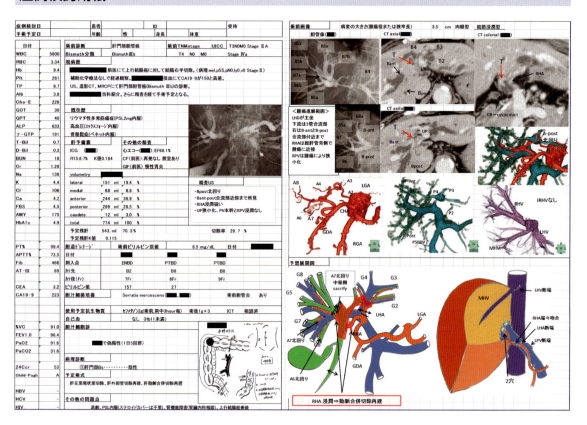

I 肝胆膵

21 Bismuth Ⅳ型肝門部胆管癌に対する門脈ステント留置後，右肝動脈切除非再建肝左三区域・尾状葉切除＋門脈切除再建

- ●症　例　60歳　女性
- ●主　訴　肝胆道系酵素上昇

▶本症例のポイント

右肝動脈および高度門脈浸潤を伴う左側優位のBismuth Ⅳ型肝門部胆管癌に対し，肝左三区域・尾状葉切除＋肝動脈・門脈合併切除を適応とした．術前右門脈の高度狭窄を認め，術前経皮経肝門脈枝塞栓時に，後区域の門脈血流を維持する目的で門脈右枝へ門脈stentを留置した．後上膵十二指腸動脈から右肝動脈末梢への側副血行路が発達しており，同動脈の温存により右肝動脈の切除非再建が可能であった．術後1年6か月で腹膜播種再発し，術後1年11か月で現病死した．

術前画像

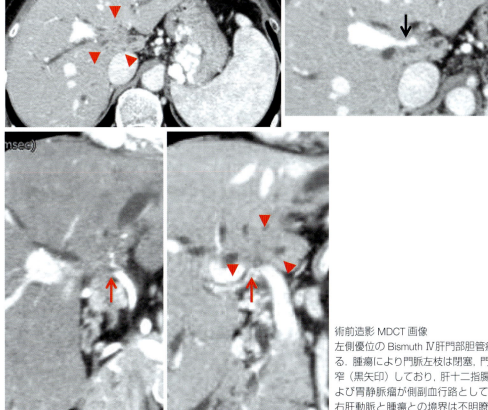

術前造影MDCT画像
左側優位のBismuth Ⅳ肝門部胆管癌（赤矢頭）である．腫瘍により門脈左枝は閉塞，門脈右枝も高度狭窄（黒矢印）しており，肝十二指腸間膜内の静脈および胃静脈瘤が側副血行路として発達している．右肝動脈と腫瘍との境界は不明瞭であり，腫瘍浸潤ありと診断した（赤矢印）．

I. 肝胆膵

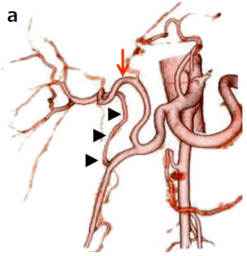
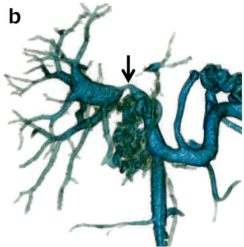
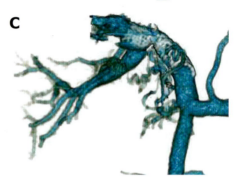

術前造影 MDCT による Volume Rendering 画像
a．動脈像：後上膵十二指腸動脈から分枝する側副血行路（communicatig artery）（黒矢頭）が発達しており，腫瘍浸潤部（赤矢印）末梢の右肝動脈に合流している．
b．門脈像：左枝は閉塞，門脈右枝も高度狭窄（黒矢印）している．肝十二指腸間膜内に著明な側副血行路を認める．
c．PTPE 後門脈像：門脈右枝にステントを留置し，門脈前区域枝を塞栓した．

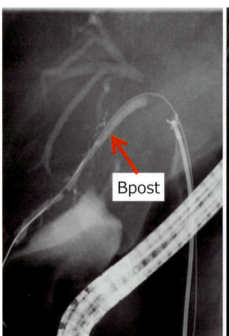
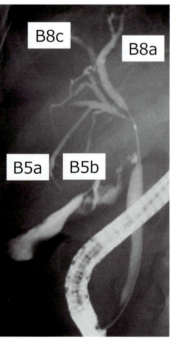

術前 ERCP 画像
右前後区域胆管は狭窄しており，Bismuth IV 型肝門部胆管癌と診断した．

術中写真および手術記事

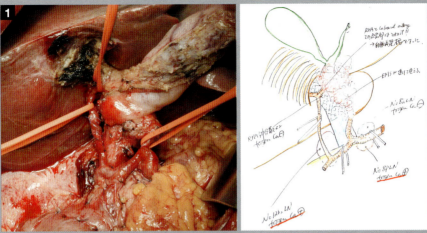

肝十二指腸間膜の skeletnization を行った．右肝動脈および門脈分岐部は腫瘍浸潤により剝離不能であった．後上膵十二指腸動脈からの側副血行路は温存でき右肝動脈との合流部は intact であった．よって右肝動脈切除非再建とすることができた．

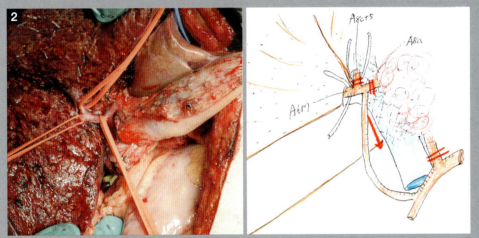

術前に肝左三区域を門脈塞栓しており，右肝動脈を切離し，さらに側副血行を clamp すると右前後区域間に demarcation line が出現した．その line に沿って肝離断を行った．

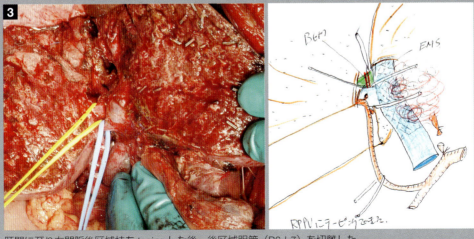

肝門に至り右門脈後区域枝を taping した後，後区域胆管（B6＋7）を切離した．

I. 肝胆膵

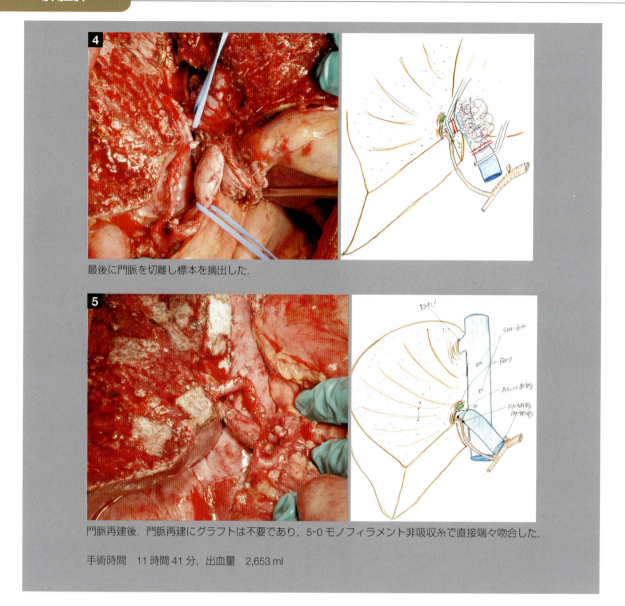

4 最後に門脈を切離し標本を摘出した．

5 門脈再建後．門脈再建にグラフトは不要であり，5-0 モノフィラメント非吸収糸で直接端々吻合した．

手術時間　11 時間 41 分，出血量　2,653 ml

切除標本

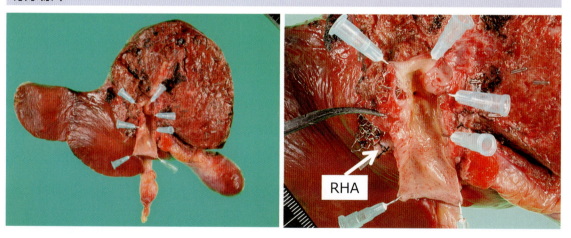

病理診断

肝門部胆管癌　Bismuth type Ⅳ,
Moderately-poorly differentiated tubular adenocarcinoma,
intermediate type, INFβ, ly0, v0, pn3, patBsph, ss/sx, s-,
pHinf1b, pGinf0, pPanc0, pDu0, pPV3, pA0, pN2,
pHM1, pDM0, pEM0
pT4pN2M0 fStage Ⅳb （JBS 5th edition）

術後経過

合併症なく経過，術後第20病日に退院．術後補助化学療法は施行せず．
術後1年6か月に腹膜再発を来した．化学療法は希望されず．術後1年11か月原病死．

症例検討用紙

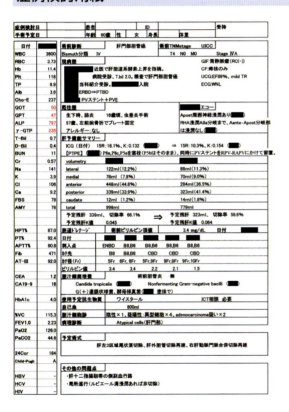
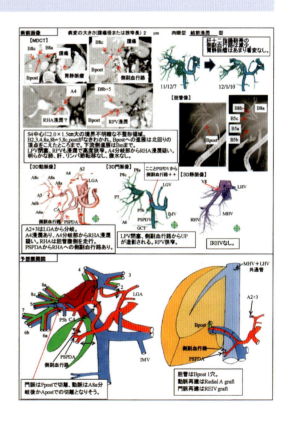

I 肝胆膵

22 右優位 Bismuth Ⅳ型肝門部胆管癌に対する"解剖学的"肝右三区域・尾状葉切除＋門脈合併切除再建

- **症　例**　49歳　男性
- **主　訴**　黄疸

▶本症例のポイント

肝門部胆管癌に対する肝右三区域切除は門脈臍部の頭側・左側で胆管を切離する"解剖学的"切除を行うことにより，通常の肝右葉切除に比べ約1cm肝内で胆管切離が可能である．しかし，本術式の予定残肝量は肝左外側区のみとなるため術後肝不全のリスクは上がり，肝門部胆管癌の術式の中では胆管切離長，切除容量という観点から最も限界に近い手術と言える．右側優位のBismuth Ⅳ型肝門部胆管癌に対し，門脈塞栓後，肝右三区域切除，門脈合併切除/再建を施行した．
門脈塞栓前の予定残肝量 19.2%，219 ml→門脈塞栓後，31.5%，392 ml．

術前画像

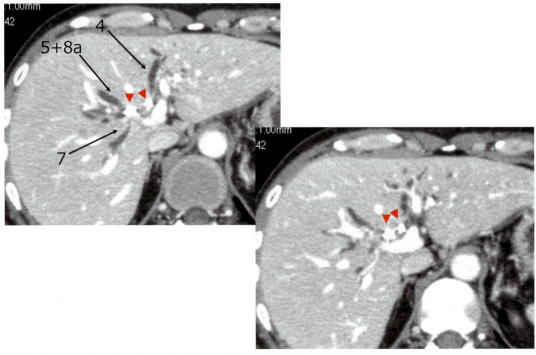

術前造影MDCT画像：前医よりEBS2本挿入されている（赤矢頭）．
右前後枝泣き別れ，B4拡張あり．門脈左右分岐部に浸潤疑い．

22. 右優位 Bismuth Ⅳ型肝門部胆管癌に対する"解剖学的"肝右三区域・尾状葉切除＋門脈合併切除再建

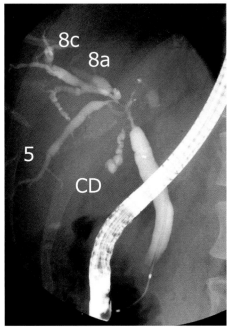

前医 ERC 像：肝門中心に強い狭窄あり，右前後枝分岐部まで及ぶ．

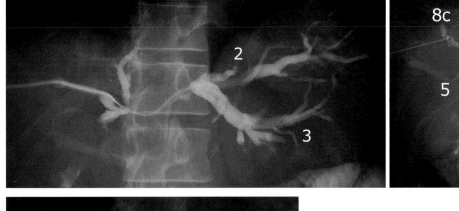

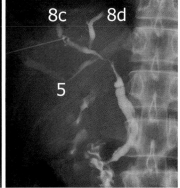

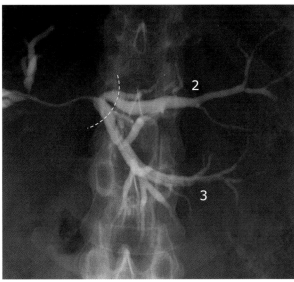

PTBD 造影像：B8c から穿刺し transtumoral 経路で B3 にカテ先端を留置した．右後枝，B4 は造影されず．
B2＋3 合流部まで腫瘍の進展あり．右三区域切除（黄点線）でなんとか断端が確保できると想定した．

115

Ⅰ．肝胆膵

術中写真および手術記事

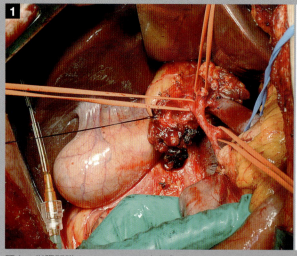
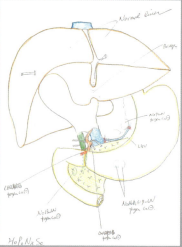

肝十二指腸間膜の skeletnization を行う．
十二指腸側胆管断端は迅速病理診断陰性であった．

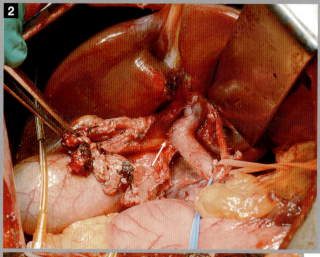

門脈左右分岐部は腫瘍の浸潤が疑われたため（白矢印），門脈左枝でのテーピングは行わず．門脈臍部の腹膜を腹側に切り上げ，P4 処理を行った．

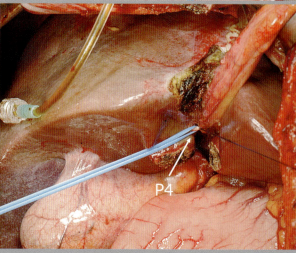

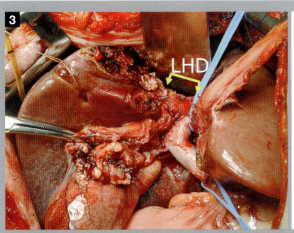

肝切離施行.
胆管切離前に門脈合併切除再建施行.

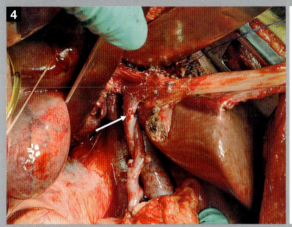
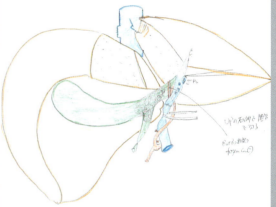

門脈吻合（白矢印）後．胆管でつながっているだけの状態．

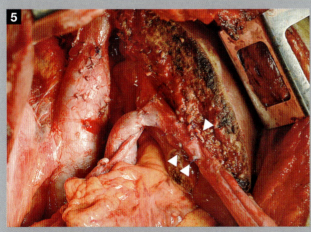
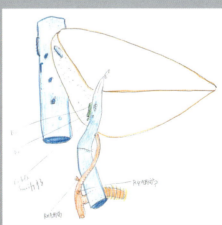

標本摘出後．P4 処理後の結紮糸が確認できる（白矢頭）．
胆管断端は B2, B3 の 2 穴であった（迅速病理診断で陰性確認）．

手術時間　11 時間 3 分，出血量　2,975 ml

I. 肝胆膵

病理診断

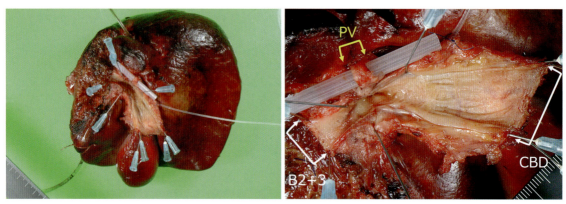

肝門部胆管癌　Bismuth type Ⅳ,
moderately differentiated tubular adenocarcinoma,
intermediate type, INFb, ly2, v0, pn1, patBp, ss, pHinf1b, pGinf0, pPnac0, pDu0, pPV0, pA0, pN1, pHM0, pDM0, pEM0
pT3N1M0　Stage Ⅲ（JBS 5th edition）

術後経過

合併症なく経過，術後第20病日に退院．術後6年11か月，癌性腹膜炎で原病死．

症例検討用紙

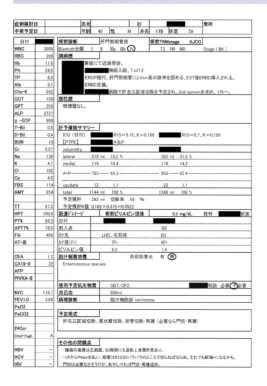

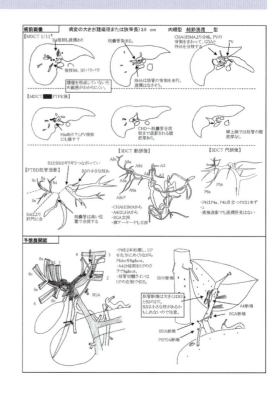

I 肝胆膵

23 門脈塞栓術＋肝動脈塞栓術後に肝左三区域・尾状葉切除にて切除しえた肝門部胆管癌の1例

- ●症　例　73歳　女性
- ●主　訴　肝機能異常

▶ 本症例のポイント

肝切除を行う際は，術後の肝不全を防ぐために術前に残肝 volume，残肝の機能を予測し切除計画を立てることが肝要である．本症例では B3 原発の乳頭型の胆管癌で右肝管にも進展があり，術前門脈塞栓術で十分な肝の肥大を認めず，肝動脈塞栓術を追加し，肝左三区域・尾状葉切除を行った．門脈塞栓術で十分な残肝の肥大が得られなかった場合，肝膿瘍などの感染症に対する慎重な管理を要するが，肝動脈塞栓術を行うことで残肝の肥大が得られたと考えている．

術前画像

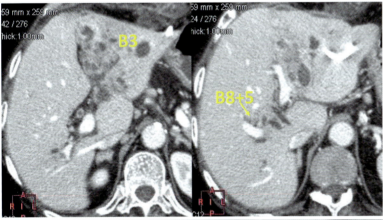

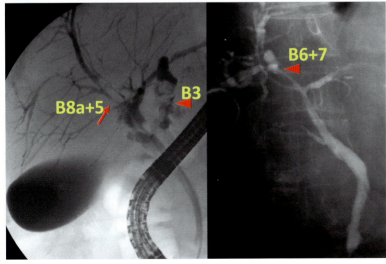

入院時造影 MDCT（上段）では B3 は著明に拡張し，胆管内に乳頭状の病変を認めた．右肝管は狭窄していた．胆管造影（下段）では B3 は拡張し，胆管内に隆起性病変がみられ，B8a+5 に狭窄を認めた．B6+7 は左右肝管合流部に合流し，狭窄は認めなかった．右肝管まで進展する B3 原発の乳頭型の胆管癌と診断，肝左三区域・尾状葉切除を計画した．

I. 肝胆膵

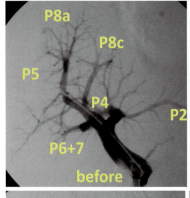
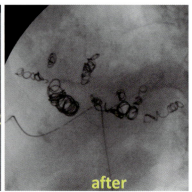
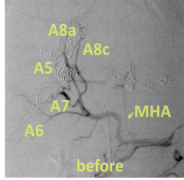
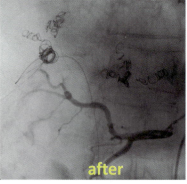

経皮経肝門脈枝塞栓術（PTPE）で左三区域を塞栓した．PTPE 施行 40 日後でも予定残肝側である後区域の肝の肥大はほとんど認められなかった（上段）．

さらなる残肝の肥大を目的とし，肝動脈塞栓術（TAE）を行った．切除予定領域の肝動脈である MHA，A8a，A8c，A5 を無水エタノールを用いて塞栓した．左胃動脈から分枝する A2＋3 は，初回 TAE 施行 20 日後に 2 回目の TAE で塞栓した（下段）．

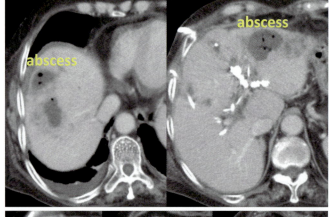
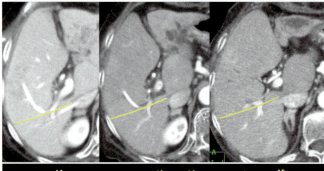

2 回目の TAE 施行 4 日後に発熱を認めた．S3，S8 に肝膿瘍の形成を確認し経皮的肝膿瘍ドレナージを施行，約 2 週間で改善した（上段）．
PTPE 後では十分な残肝側の肥大が認められなかったが，2 回の TAE 施行により，予定残肝である肝後区域の代償性肥大を認め，外側区域は著しく萎縮した（下段）．

術中写真および手術記事

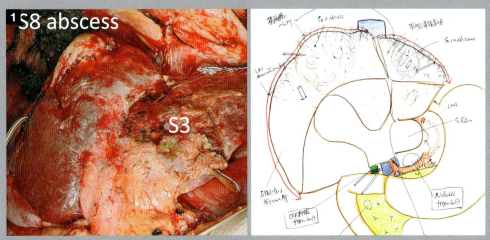

肝 S8 および S3 に膿瘍の遺残を認めた．外側区域の萎縮は著明であった．

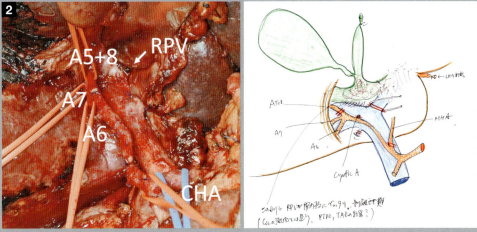

左門脈および MHA 切離後．A5+8，A6，A7 を taping した．右門脈は塞栓の影響により肝門に癒着し，剥離に難渋した．

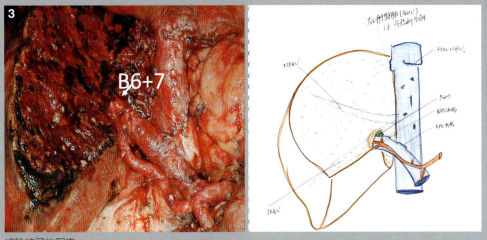

切除終了後写真

手術時間　11 時間 30 分，出血量　2,330 ml

I. 肝胆膵

病理診断

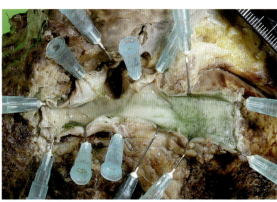
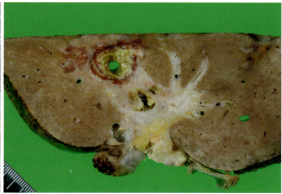

Intrahepatic cholangiocarcinoma
modetatery differenciated adenocarcinoma, int, INFα, ly0, v0, pn0, s（－）, pHinf1a, pGinf0, pPanc0, pDuo0, pPV0, pA0, pN0, pHM0, pDM0, pEM0, T2, N0, M0, stage II

術後経過

合併症なく経過し，術後第30日目に退院．術後補助化学療法は施行せず．
無再発で経過していたが，術後8年1か月，脳梗塞で死亡した．

症例検討用紙

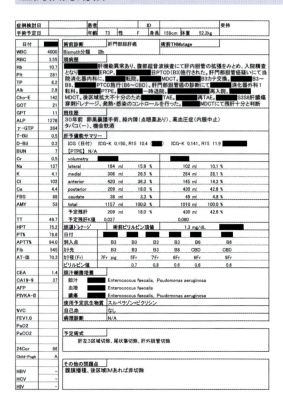
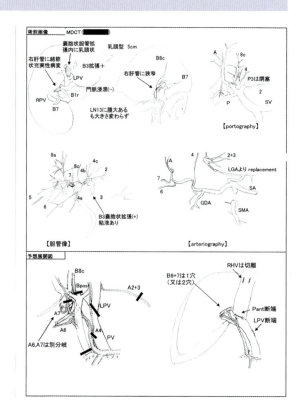

I 肝胆膵

24 胆嚢炎術後病理診断にて判明した限局性腹膜播種を伴う胆嚢癌に対して化学療法後に切除した1例

- ●症　例　59歳　男性
- ●主　訴　胆嚢炎

▶本症例のポイント

急性穿孔性胆嚢炎で前医にて胆嚢摘出術を施行．術後胆嚢癌と病理診断され，追加切除目的に当科紹介．当科初診時には局所に肝浸潤を伴う腫瘍と限局した腹膜播種を認め，全身化学療法（Gemcitabine＋CDDP）を施行した．PRと判定しPTPE後に腹膜播種切除＋肝右葉・尾状葉切除を施行した．胆嚢炎術後に偶然診断される胆嚢癌にしばしば遭遇するが，追加手術の適応については症例ごとに判断が分かれる．本症例では局所に腹膜播種も伴う状態であったが化学療法後切除が可能であり，術後5年経過後も無再発生存中である．

術前画像

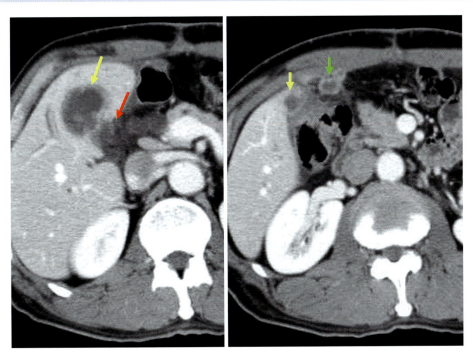

（画像の説明は次ページ参照）

I. 肝胆膵

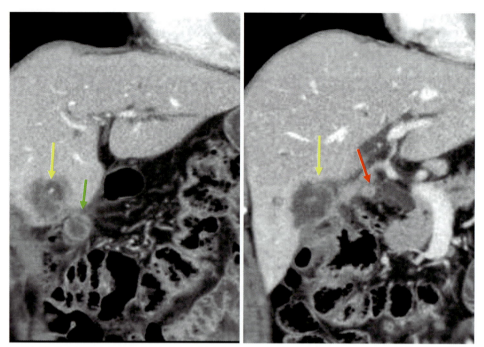

黄色矢印で示す部位に胆嚢摘出後に生じた腫瘍を認める．肝内への浸潤を認めた．また，緑矢印で示す部位に腹膜播種と思われる結節を認めた．病変はCTで示す部位のみに存在し，肺転移やその他の肝転移，腹膜播種は認めなかった．
赤矢印で示す部位が胆嚢管断端と考えられ，一部造影効果を認めた．

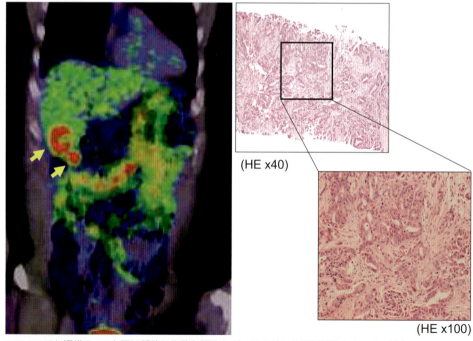

(HE x40)

(HE x100)

PET-CTでも通常のCTと同じ部位に集積を認めたが，その他に集積は認めなかった（左）．
肝膿瘍との鑑別のため生検を施行し中分化腺癌と診断された（右）．

術中写真および手術記事

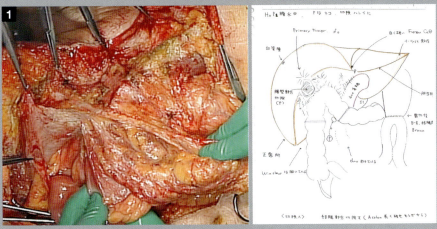

開腹すると結腸と十二指腸に浸潤を認めた．その他に播種は認めなかった．

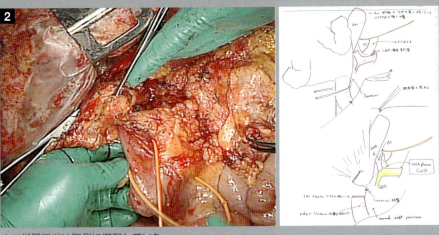

十二指腸断端は腹側に遊離していた．
Varter 乳頭より口側で十二指腸をテーピングし切断した．
副乳頭へ開口する Santorini 管は結紮処理した．

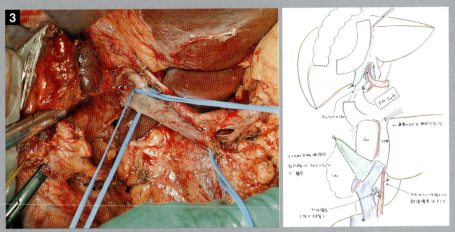

膵上縁から肝十二指腸間膜の郭清を行った．
胆管も膵上縁で切離した．
門脈に明らかな浸潤なく右門脈をクロスクランプして切離縫合．

I. 肝胆膵

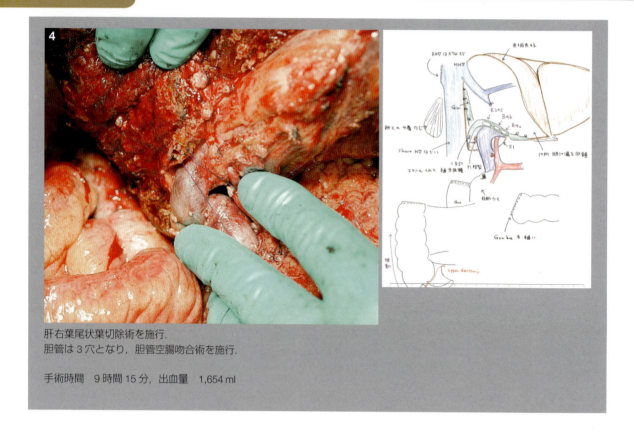

肝右葉尾状葉切除術を施行．
胆管は3穴となり，胆管空腸吻合術を施行．

手術時間　9時間15分，出血量　1,654 ml

切除標本と病理組織

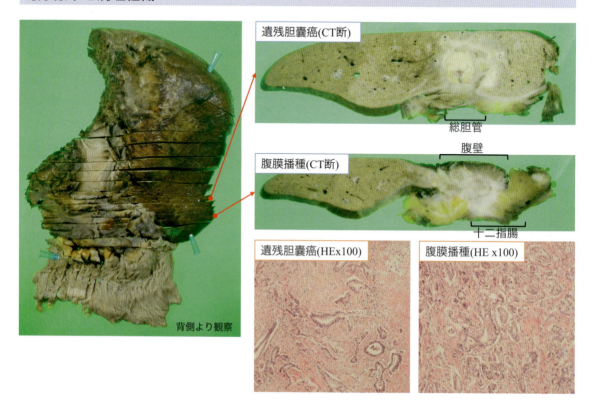

病理診断

胆囊癌再発.
moderately differentiated tubular adenocarcinoma,
sx, ly1, v1, pn0, pHinf2, pDu1, pPV0, pA0, pN0, pBM0, pHM0, pEM0 therapeutic effect：Grade 1b

術後経過

合併症なく経過し，術後第30病日に退院．
術後補助化学療法として2年間 TS-1 の内服治療を行った．
術後5年4か月，無再発生存中．

症例検討用紙

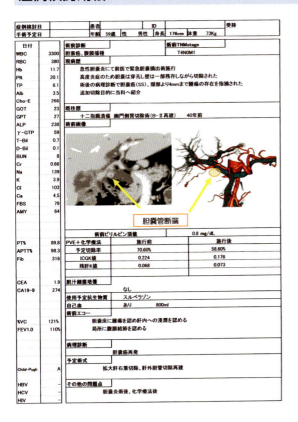

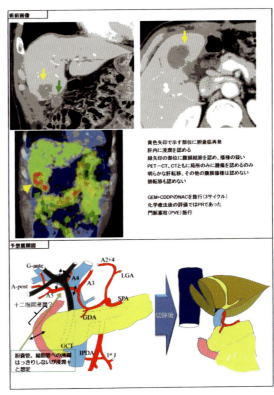

I 肝胆膵

25 Self-expanding metallic stents 挿入＋化学放射線療法施行後に Salvage hepatectomy を施行し pCR であった傍大動脈リンパ節転移を伴う肝門部胆管癌の1例

- ●症　例　69 歳　女性
- ●主　訴　繰り返す胆管炎

▶本症例のポイント

前医初回手術時に術中迅速診断で多数の傍大動脈リンパ節転移を認め，郭清されたリンパ節にも複数の転移を認めた（#3：0/2，#8：4/5，#12a：0/1，#13：1/4，#16a1：5/5，#16a2：4/7，#16b1：7/9）ため，胆嚢摘出術とリンパ節郭清のみが行われた．
self-expanding metallic stents（以下，SEMS）挿入後，GEM＋CDDP＋S-1 6 コース，S-1＋radiation，GEM＋CDDP 12 コース施行された．しかし，繰り返す胆管炎の治療に難渋した．画像上病変は縮小し，明らかな遠隔転移を認めないことから，Salvage hepatectomy を目的に当院紹介．肝右三区域・尾状葉切除＋門脈切除再建を施行した．病理組織学的に主病巣に腫瘍の遺残を認めず，pCR であった．

術前画像

初診時　　　　　　　　　　　　　　7 か月後

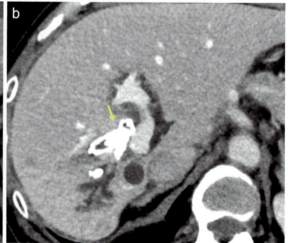

初診時の CT では肝門部に低濃度腫瘍を認め（橙矢印），Bismuth Ⅲa 型肝門部胆管癌である（a）．当院受診時の CT では，SEMS 挿入，右門脈に門脈塞栓術，化学放射線治療後で，腫瘍は不明瞭となり（黄矢印）右葉は委縮している（b）．

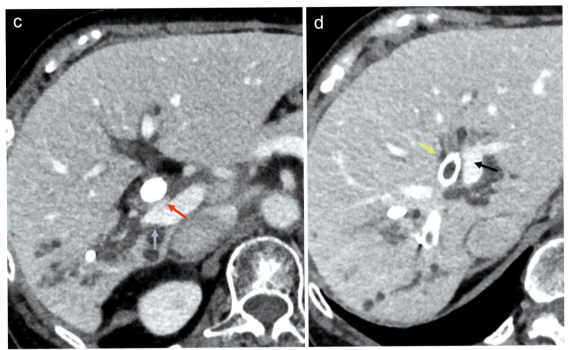

右肝動脈（赤矢印），門脈（青矢印）はSEMSの背側を走行し浸潤を疑う（c）．B4の一部はSEMS挿入部に合流（黄矢印），SEMSは門脈臍部に近接する（黒矢印）（d）．

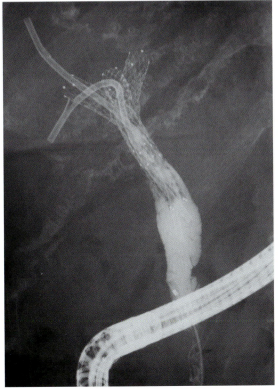

左肝管，右前後区域枝にSEMSが挿入されている．胆管炎を繰り返すため，右前後区域枝にはEBSもstent in stentで挿入されている．

I. 肝胆膵

術中写真および手術記事

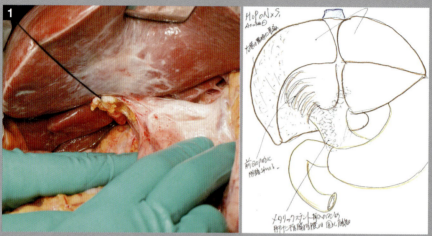

SEMS 挿入の影響で,肝十二指腸間膜は固い.前医で胆嚢摘出とリンパ節郭清がされており,強い線維化を認める.

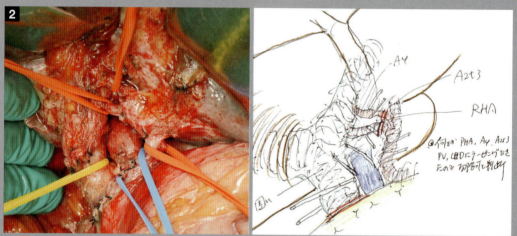

SEMS や前回手術による著明な癒着があったが,総肝動脈,A4,A2＋3,門脈本幹,総胆管の taping が可能であり,切除可能と判断した.

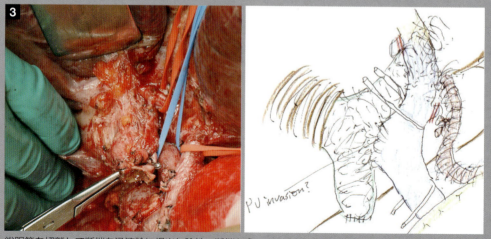

総胆管を切離して断端を迅速診に提出し陰性.断端から SEMS が確認される.左門脈も taping できた.左右門脈分岐部は浸潤あり,門脈切除再建が必要と判断した.

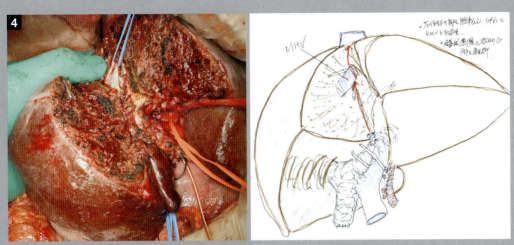

右側より肝を脱転し肝鎌状間膜の右側で肝を離断,中肝静脈を切離した.

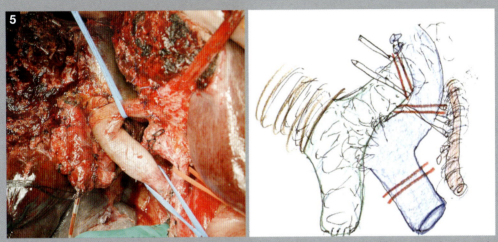

左肝管は門脈臍部の右側で切離した.SEMS は肝側胆管切離線よりさらに上流まで挿入されていたので,これを引き抜き除去した.最後に門脈を切離し標本を摘出.

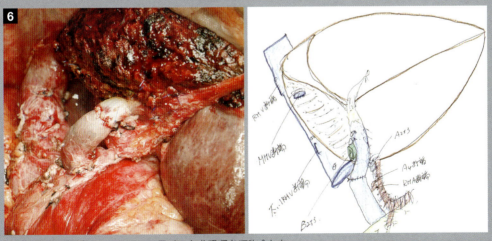

門脈再建後.門脈は 5-0 モノフィラメント非吸収糸で吻合した.

手術時間 9 時間 17 分,出血量 554 ml

I. 肝胆膵

病理診断

No residual cancer seen
［lymph nodes］ no malignancy, LN 12b；0/2, LN 12h；0/0.

術後経過

胆汁瘻を認めるも保存的に改善し，術後第24病日に退院．
術後7か月，大動脈周囲リンパ節に再発．TS-1による化学療法を行ったが，術後1年3か月で原病死．

症例検討用紙

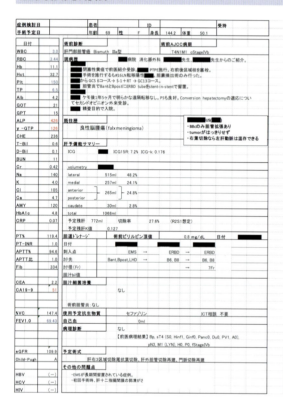
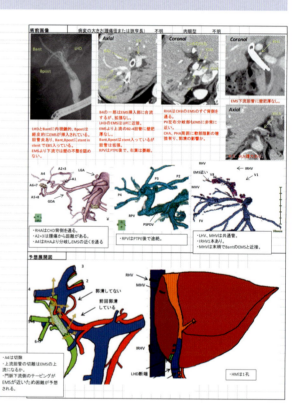

I 肝胆膵

26 門脈塞栓後も残肝量不足が懸念されるBismuth Ⅳ型肝門部胆管癌に対して左尾状葉温存"解剖学的"右三区域切除術を施行した1例

- **症　例**　64歳　男性
- **主　訴**　黄疸・褐色尿

▶本症例のポイント

本症例は右側優位のBismuth Ⅳ型肝門部胆管癌で，Rouviere溝・B3+4およびB2+1l合流部に腫瘍浸潤を疑った．"解剖学的"右三区域切除術で根治切除可能と判断し，門脈塞栓術を施行した．P7の再開通に対して追加塞栓を施行するも，残肝量は247 ml（塞栓前260 ml）と増大を認めなかった．B1lとB2合流部には腫瘍浸潤を認めず，左尾状葉を温存しても根治的に切除可能と判断した（予定残肝量291 ml・残肝K値0.053）．術後は肝不全を発症することなく，軽快退院した．残肝量不足が懸念される場合，腫瘍学的に問題のない尾状葉温存は選択肢の一つとして考慮しうる．

術前画像

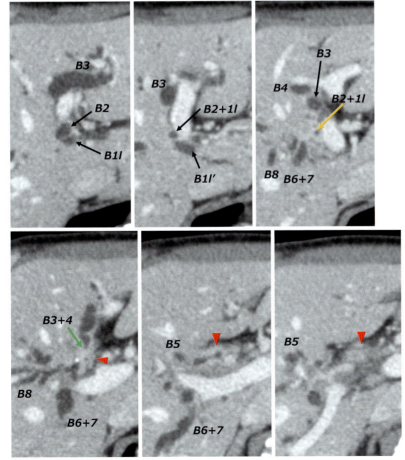

MDCT画像水平断像を提示する．左側より右側に頭側から尾側を示す．Rouvier溝への強い浸潤を伴う，右側優位のBismuth Ⅳ型肝門部胆管癌である（赤矢頭）．B2+1l合流部（橙矢印），B3+4合流部（緑矢印）は狭窄し，腫瘍浸潤を疑う所見である．解剖学的右3区域切除術で根治切除可能と診断した．

I. 肝胆膵

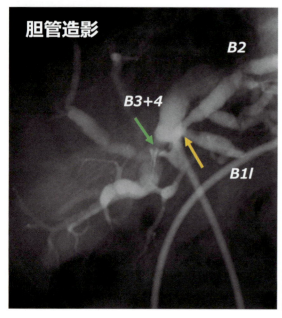

B3＋4合流部は急峻に途絶し（緑矢印），B2＋1l合流部も狭窄を呈する（橙矢印）．腫瘍浸潤を疑う．

【門脈塞栓術】

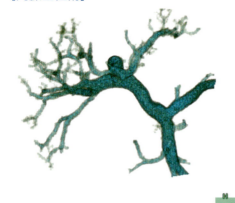

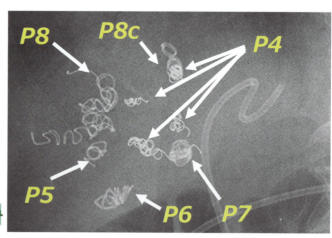

【P7 再塞栓術（初回塞栓術より4週後）】

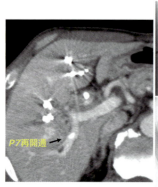

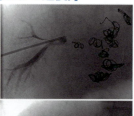

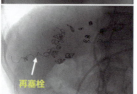

【Volumetry】

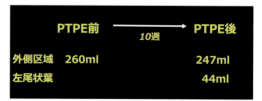

	PTPE前	10週 →	PTPE後
外側区域	260ml		247ml
左尾状葉			44ml

再塞栓術からさらに6週間待ったが，なぜか外側区域は肥大しなかった．左尾状葉を温存する右3区域切除を行うこととした．

術中写真および手術記事

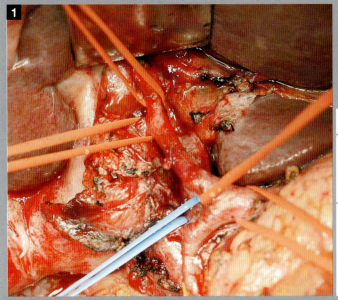
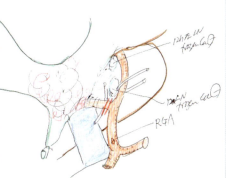

肝十二指腸間膜の郭清を行う．右肝動脈・右門脈浸潤を認めるが，左肝動脈浸潤は認めない．

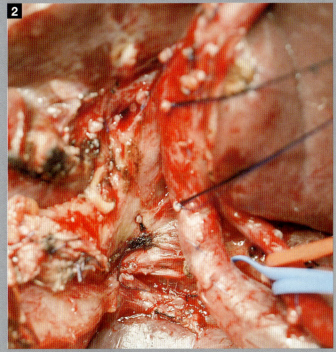
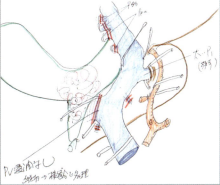

幸い左右門脈分岐部への浸潤は認めなかった．
P4を複数本処理し，P1lを温存した．

I．肝胆膵

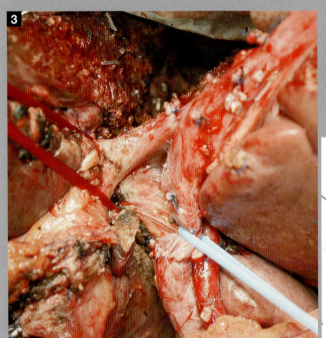
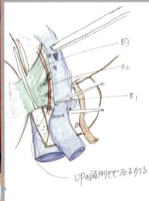
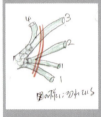

UP左側で胆管を切離した．

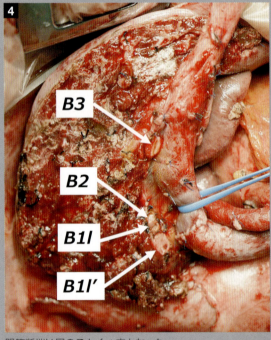

胆管断端は図のごとく4穴となった．
2孔（①B3②B2＋1l＋1l'）に形成し再建した．

手術時間　10時間13分，出血量　911ml

病理診断

肝門部胆管癌　Bismuth type Ⅳ,
Moderately differentiated tubular adenocarcinoma,
pat Bsmcrlh, ss/sx, pHinf1b, pGinf0, pPanc0, pDu0, pPV0, pA0,
pN1, pHM2（B1・B2・B3 CIS）, pDM2（CIS）, pEM0, INFβ, ly1, v0, pn3
pT4aN1M0 Stage Ⅳa（JBS 6th edition）

術後経過

胆汁瘻（GradeB）を発症したが，術後第 26 日目に退院した．
1 年 9 か月，無再発生存中．

症例検討用紙

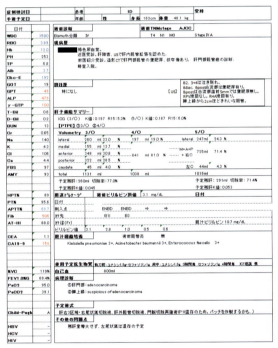

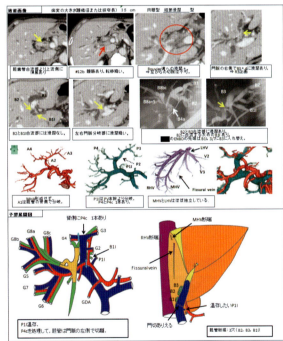

I 肝胆膵

27 胆囊癌に対し肝中央二区域切除後，腹膜播種を膵体尾部切除および胃切除＋挙上空腸切除＋右半結腸切除＋腹壁合併切除により2回切除し，初回切除後5年4か月生存した1例

- 症　例　57歳　男性
- 主　訴　発熱，腹痛

▶本症例のポイント

Hinf3・Binf0の胆囊癌に対し，肝中央二区域切除＋肝外胆管切除を施行した．Gemcitabineによる術後補助化学療法を計18回施行．初回術後10か月に膵体部および腹壁直下に腹膜播種再発を認めた．播種確認後Gemcitabineを再導入するもPDと判定，二次治療としてS-1内服開始．S-1内服後12か月間SDを維持し，初回術後2年5か月後に膵体尾部切除＋腹壁腫瘍切除施行した．初回術後3年1か月で再度腹膜播種を複数認め，GEM＋CDDP導入．挙上空腸を巻き込んだ腹壁腫瘍が自壊したため，初回術後3年6か月で腹壁合併切除を伴う胃切除＋挙上空腸切除＋右半結腸切除を施行．初回術後5年4か月，原病死した．

初回手術時

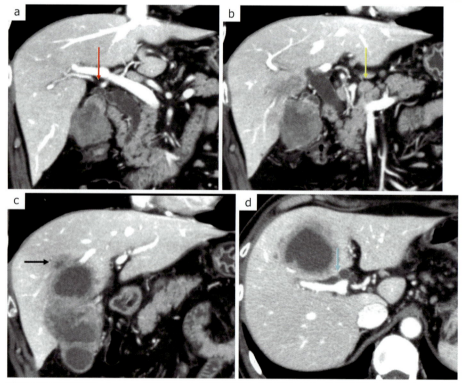

造影MDCT冠状断像（a, b, c）：左側より右側に背側から腹側を示す．胆囊頸部原発の腫瘍で，胆管浸潤や右肝動脈への浸潤は認めなかった（赤矢印）．総肝動脈周囲のリンパ節腫脹も認めた（黄矢印）．右前区域glissonへの浸潤を認めた（黒矢印）．
造影MDCT横断像（d）：肝浸潤を認めるが肝門部への浸潤は無いと診断した（青矢印）．

27. 胆嚢癌に対し肝中央二区域切除後,腹膜播種を膵体尾部切除および胃切除＋挙上空腸切除＋右半結腸切除＋腹壁合併切除により2回切除し,初回切除後5年4か月生存した1例

術中写真および手術記事

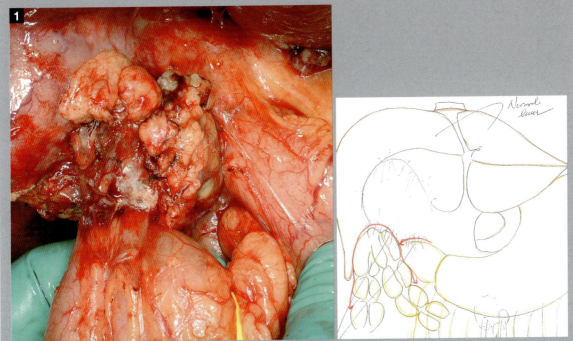

Hinf3の胆嚢癌であったが,結腸・十二指腸には浸潤しておらず剥離可能であった.

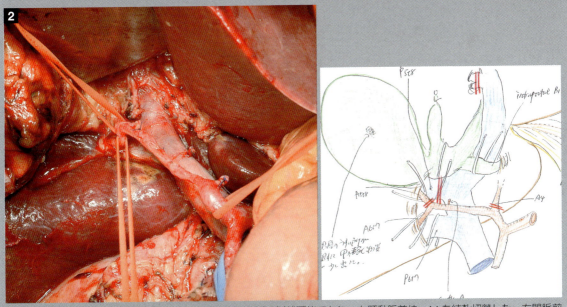

肝十二指腸間膜のSkeltonizationを行う.腫瘍と右肝動脈は剥離可能であり,右肝動脈前枝・A4を結紮切離した.右門脈前枝・P4を切離した.

Ⅰ. 肝胆膵

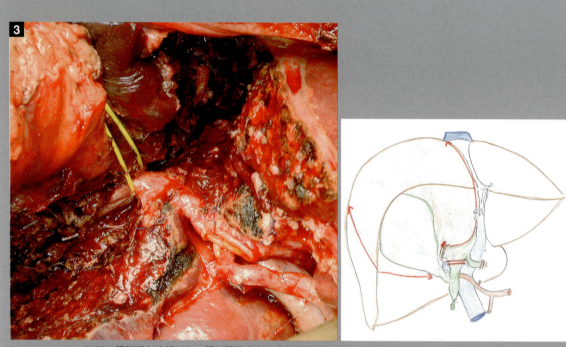

❸ Demarcation line に沿い肝離断を施行した．肝外胆管を左右合流部直下で切離して標本摘出した．

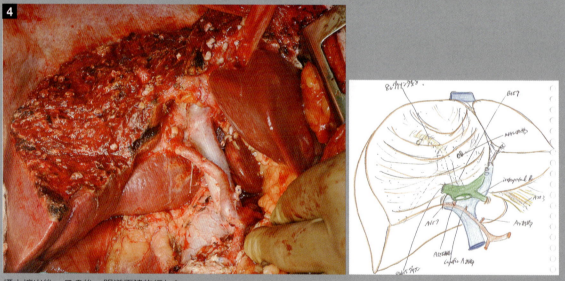

❹ 標本摘出後．この後，胆道再建施行した．

手術時間　12時間21分，出血量　2,159 ml

病理診断

胆嚢癌
moderately differentiated tubular adenocarcinoma,
intermediate type, INFα, ly1, v0, pn0, patGbfn, ss, pHinf2, pBinf0, pPnac0, pDu0, pPV0, pA0, pN0, pBM0, pHM0, pEM0, pT4N0M0 fStage Ⅳa（JBS 5th edition）

術後経過

術後第42病日に退院．Gemcitabineによる術後補助化学療法を計18回施行．術後10か月に膵体部および腹壁直下に腹膜播種再発を認めた．
腹膜播種確認後，再度Gemcitabineを導入するもPDと判定．二次治療としてS-1を導入した．S-1開始後，12か月SDを維持し，膵体尾部切除＋腹壁合併切除を予定した．

症例検討用紙

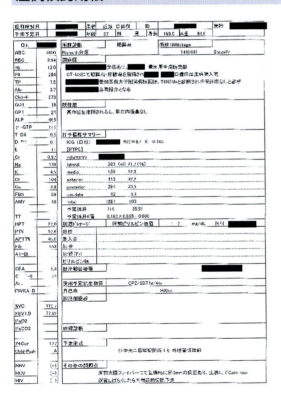
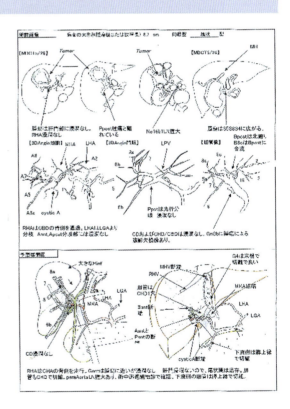

I. 肝胆膵

2回目手術時

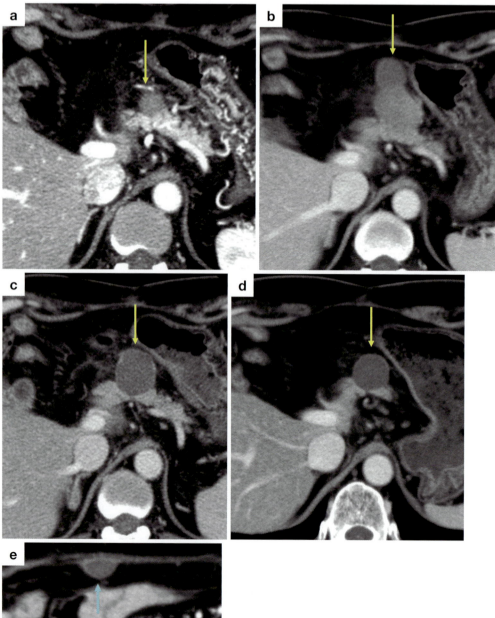

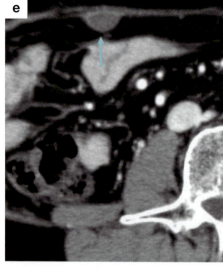

造影 CT 横断像（a, b, c, d, e）：左側より右側に時間経過に伴う病巣の変化を示す．初回術後 10 か月目に，膵体部腹側に 2 cm 弱の結節（黄矢印）が認められ，腹膜播種と診断した（a）．播種確認後 Gemcitabine を開始するも，術後 1 年 3 か月目の CT で 5 cm 大の結節を認め PD と診断し，S-1 内服に切り替えた（b）．術後 1 年 6 か月目の CT で 3 cm 大の結節に縮小した（c）．初回術後 2 年 4 か月目の CT で膵体部腹側の結節は 3 cm 弱であった（d）．同時期に右腹壁直下にも新規の腹膜結節を認めた（青矢印）（e）．

27. 胆嚢癌に対し肝中央二区域切除後，腹膜播種を膵体尾部切除および胃切除＋挙上空腸切除＋右半結腸切除＋腹壁合併切除により2回切除し，初回切除後5年4か月生存した1例

術中写真および手術記事

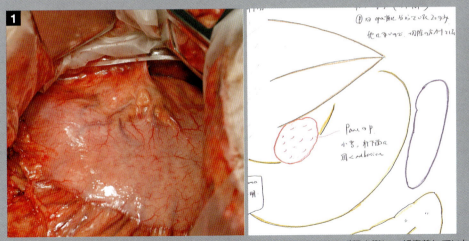

開腹し，上腹部の癒着を慎重に剥離する．膵体部腹側の腫瘍は肝下面および胃小彎に一部癒着していた．

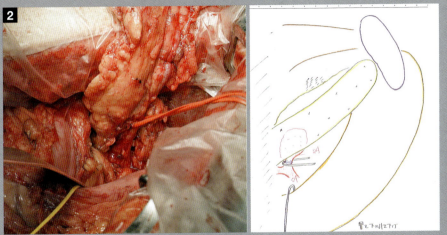

胃小彎側の血行処理し胃をtテーピングし挙上する．膵体尾部・脾を脱転し，小彎側より脾動脈をテーピングした．脾動脈を結紮切離することで脾静脈を確認することができた．

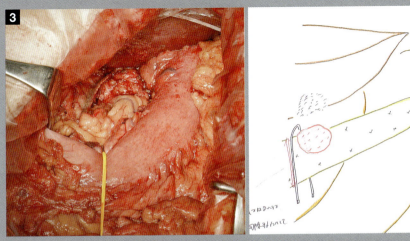

小彎側より膵体部を切離し標本摘出した．

手術時間　5時間28分，出血量　808 ml

I. 肝胆膵

病理診断

recurrence of adenocarcinoma

術後経過

術後30病日に退院．初回術後3年1か月で腹膜播種認め，Gemcitabine＋CDDP を導入したが，挙上空腸と一塊の腫瘍が腹壁に自壊し感染のコントロールに難渋した．

3回目手術時

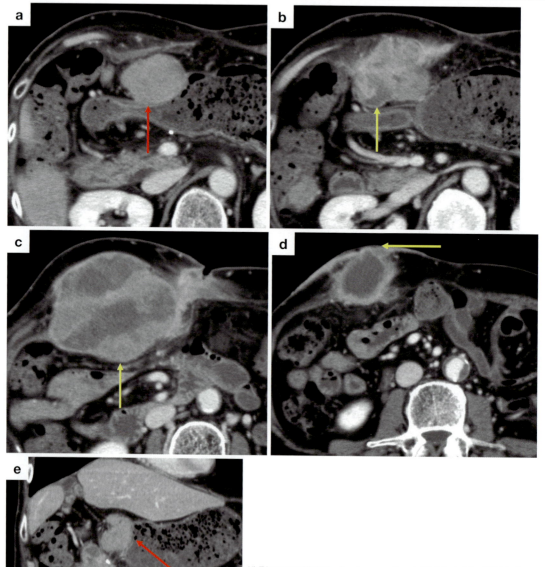

造影 MDCT 横断像（a，b，c，d）：左側より右側に頭側から尾側を示す．胃幽門部腹側に充実性の不正形腫瘤を認め，播種（赤矢印）と診断した（a）．aで示す腫瘍とは別に，内部壊死を伴う腫瘍（黄矢印）が胃前庭部，結腸，挙上空腸と一塊になっていた（b）．腫瘍は腹壁に浸潤し（c），皮膚との間に瘻孔を形成していた（d）．
造影 MDCT 冠状断像（e）赤矢印，黄矢印で示す結節が胃，結腸，挙上空腸，皮膚と一塊になっていた．

27. 胆嚢癌に対し肝中央二区域切除後，腹膜播種を膵体尾部切除および胃切除＋挙上空腸切除＋右半結腸切除＋腹壁合併切除により2回切除し，初回切除後5年4か月生存した1例

術中写真および手術記事

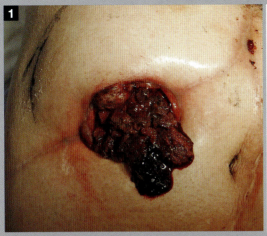
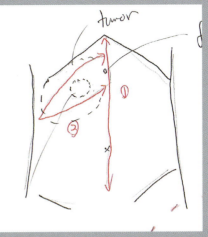

腫瘍が皮膚と瘻孔形成していた．瘻孔を含めて腹壁を合併切除し，正中切開で開腹した．

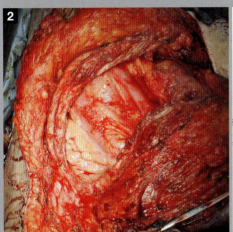
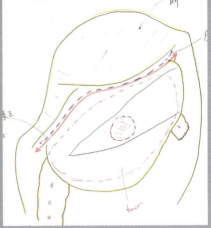

開腹後癒着を剥離し，横行結腸，回腸を切離した．
次いで，肋骨下縁に沿い，腹壁腫瘍との間を切離した．

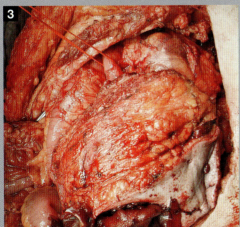
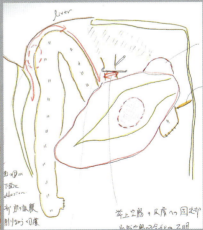

腫瘍より離れた挙上空腸をテーピングした．挙上空腸を切離すると，腫瘍は胃前庭部とつながるのみとなった．
十二指腸を切離した後，胃を切離し標本摘出した．

145

Ⅰ. 肝胆膵

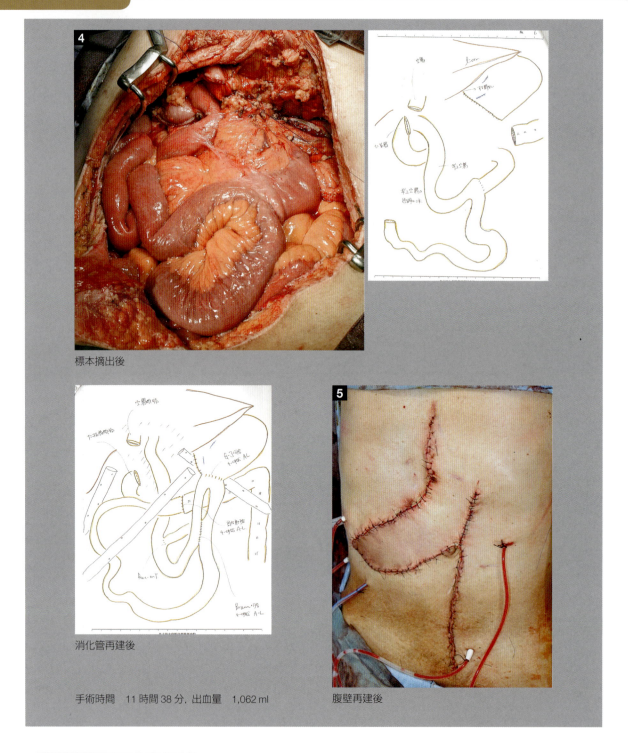

標本摘出後

消化管再建後

手術時間 11 時間 38 分，出血量 1,062 ml

腹壁再建後

病理診断

recurrence of adenocarcinoma

術後経過

腹壁皮弁壊死を認め，再度植皮施行した．術後第 55 病日に退院．初回術後 4 年で肝転移認めた．初回術後 5 年で再度腹壁浸潤を伴う腹膜播種認め，以後は感染のコントロールに難渋した．初回術後 5 年 4 か月で原病死．

I 肝胆膵

28 中右肝静脈（MRHV）をドレナージ静脈として温存する肝左葉，S78切除を予定した血液凝固障害を伴う巨大肝血管腫

- ●症　例　40歳　女性
- ●主　訴　上腹部膨満感

▶本症例のポイント

肝血管腫は良性腫瘍のため，通常は切除適応がないが，血液凝固障害がある場合には切除適応となる．本症例は若年女性に発症した二つの巨大肝血管腫で血液凝固障害が併存していた．肝左葉切除，S87切除を行うにあたって，LHV，MHVとともにSRHVの合併切除も必要と考えられ，発達したMRHVを唯一のドレナージ静脈として温存する術式を予定した．血液凝固障害がある状態での巨大肝血管腫切除における静脈の温存，グリソン鞘の処理が確実にできるかどうかが，術前には問題となった．実際の手術では，MHVも温存することができた．手術より9年後の現在，血管腫再発も血液凝固障害もなく社会復帰されている．

術前画像

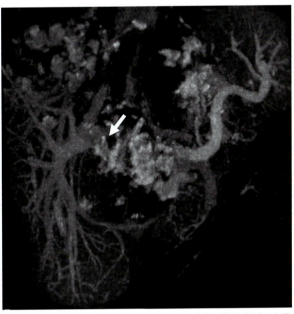

術前は凝固機能障害の進行を防ぐため，腫瘍の栄養動脈であるA7，A8c，A8a，MHA，LHAを塞栓した．術前MDCTでは門脈左枝は根部より描出されず（白矢印），左葉がどこまで授動できるか，LHA，LPV，LHDを術中のどの時点で処理できるかが問題となった．

I. 肝胆膵

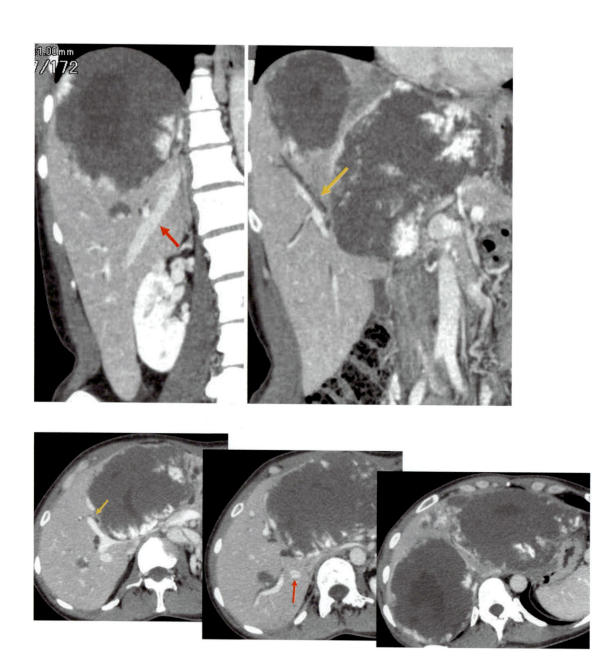

術前造影 MDCT 画像前額断像および冠状断像
腫瘍は左葉および S87 のほとんどを占め，前区域グリソン鞘（橙矢印）を右側に圧排し，肝門部胆管に広く接していた．MRHV（赤矢印）のみが唯一温存できるドレナージ静脈と考えられ，術中は出血のコントロールとともに，いかに安全に MRHV を確保して，温存するかが議論となった．

28. 中右肝静脈（MRHV）をドレナージ静脈として温存する肝左葉，S78切除を予定した血液凝固障害を伴う巨大肝血管腫

術中写真および手術記事

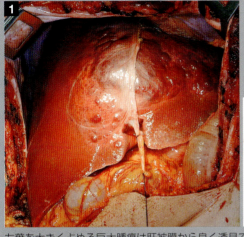
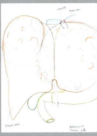

左葉を大きく占める巨大腫瘍は肝被膜から良く透見でき，左葉全体に血流障害があるため，demarcation line を認めた．背景肝は肉眼的に正常肝と思われた．

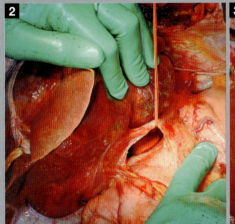

左葉の腫瘍は背側にも大きく突出していた．左胃動脈より分岐する LHA を taping した後結紮切離した．

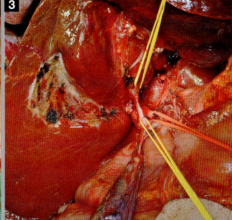
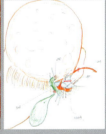

左葉の授動は進み，LPV，MHA，LHD と順に同定し，肝離断前に結紮切離することができた．

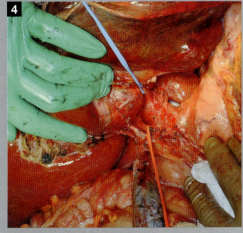

MRHV の IVC への流入部を確認し，taping しておいた．

I. 肝胆膵

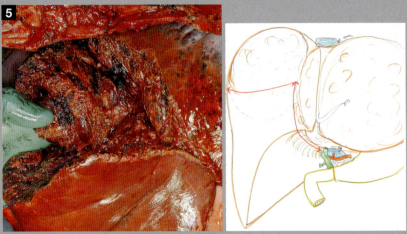

予定通りの離断面を想定し，肝切除を開始．離断の途中で術前画像では判別できなかった MHV を確認し，温存できた．

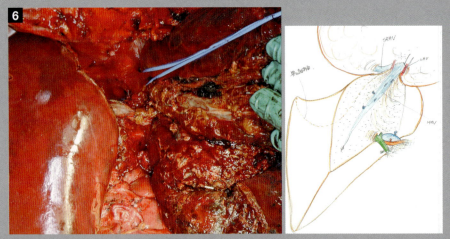

腫瘍に圧排されていたため，術前画像で確認できなかった SRHV は IVC への流入部で，LHV は MHV との合流部で同定，それぞれ切離，縫合閉鎖することができた．

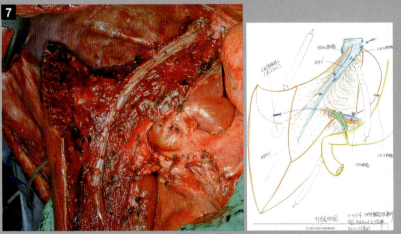

MHV を全長にわたり温存できた．
腫瘍の圧排によって菲薄化し，血流障害の可能性があった胆道には RTBD チューブを留置した．

手術時間　11 時間 54 分，出血量　5,254 ml

病理診断

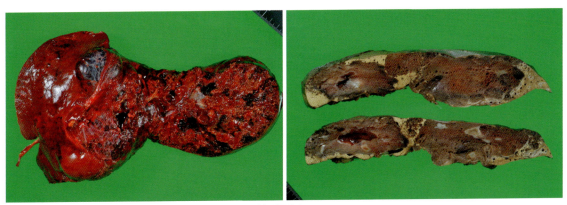

肝実質内に多数の血管腔の形成を示す海綿状血管腫．悪性所見なし．

術後経過

RTBD による胆道ドレナージが悪いため術後 4 日目に PTBD を追加した．
術後 8 日目に発熱があり，CT にて肝虚血域を認めたが抗菌剤投与のみで保存的に治癒した．術後第 29 病日に軽快退院．
手術から 10 年 7 か月経過した現在，血管腫再発や血液凝固障害はなく，社会復帰されている．

症例検討用紙

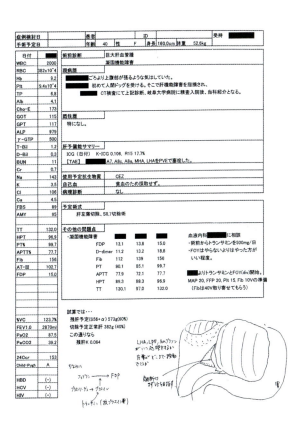
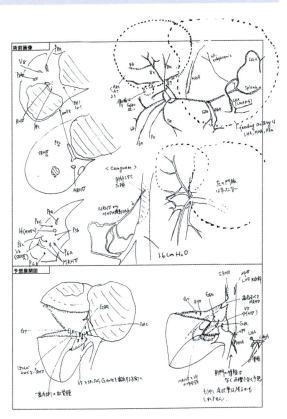

I 肝胆膵

29 門脈合併切除再建を併施し切除しえた巨大膵粘液性嚢胞腺癌の1例

- **症　例** 34歳　女性
- **主　訴** 腹部膨満感

▶本症例のポイント

比較的大きい膵粘液性嚢胞性腫瘍は散見される．本症例は34歳と若年に発症した巨大膵粘液性嚢胞腺癌である．前医にて切除は不可能とされ化学療法を約1年間施行されていたがPDであった．若年であること，化学療法で走行を得られないことから切除の可能性を探り当院へ紹介受診された．巨大な腫瘍のため門脈が圧排され静脈系の怒張が著明となっていた．膵全摘術＋門脈合併切除・右外腸骨静脈graft再建を施行しR0切除した．

術前画像

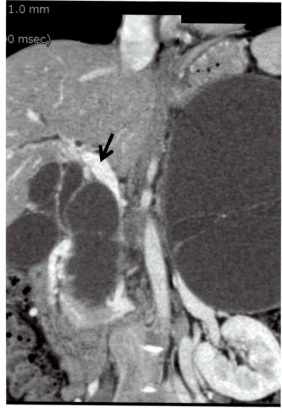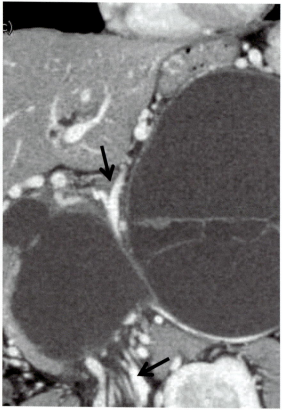

（画像の説明は次ページ参照）

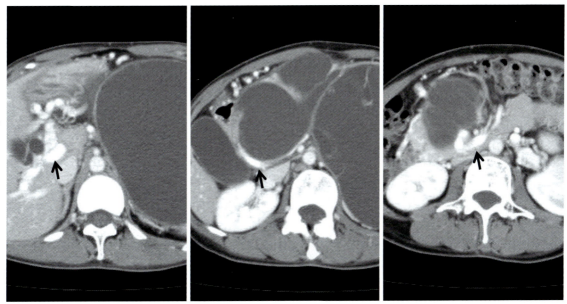

術前の造影 MDCT：冠状断および水平断．膵全体が巨大な囊胞性腫瘍により置換され，上腸間膜静脈（SMV），脾静脈（SV）は圧排されている（黒矢印）．そのために側副血行路が発達し，左胃静脈（LGV）と右胃静脈（RGV）の連絡が怒張，脾静脈（SV），胃結腸静脈幹（GCT）の怒張を認める．腫瘍はほぼ均一な囊胞性腫瘍であるが内部に造影される隔壁を認め，膵粘液性囊胞腺癌（MCC）と診断した．

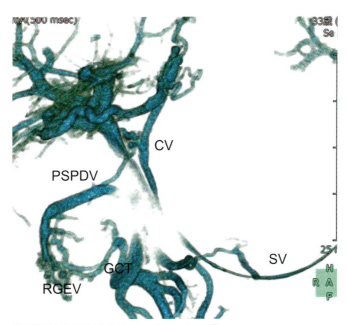

術前造影 MDCT による Volume Rendering 画像
腫瘍による圧排のため SV, SMV は狭窄し，側副血行路が発達している．
右胃大網静脈（RGEV）と後上膵十二指腸静脈（PSPDV），LGV と RGV の交通が発達し怒張している．

I. 肝胆膵

術中写真および手術記事

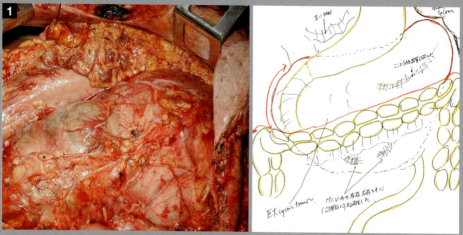

胃を背側から圧排するように巨大な囊胞性腫瘍を認めた．
Kocherの授動を行った．

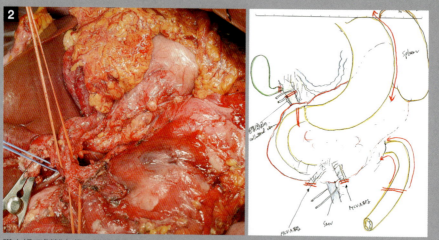

膵上縁で剥離を行い総肝動脈（CHA），胃十二指腸動脈（GDA），固有肝動脈（PHA）をtapingした．
胆管を三管合流部より上流で切離した．

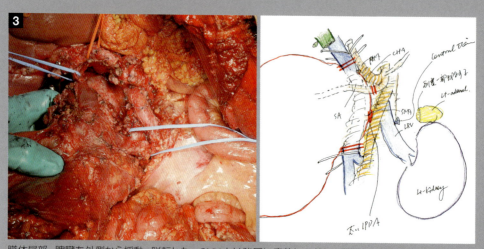

膵体尾部，脾臓を外側から授動，脱転した．SMVとは強固に癒着しており，周囲には怒張した側副血行路を認めた．

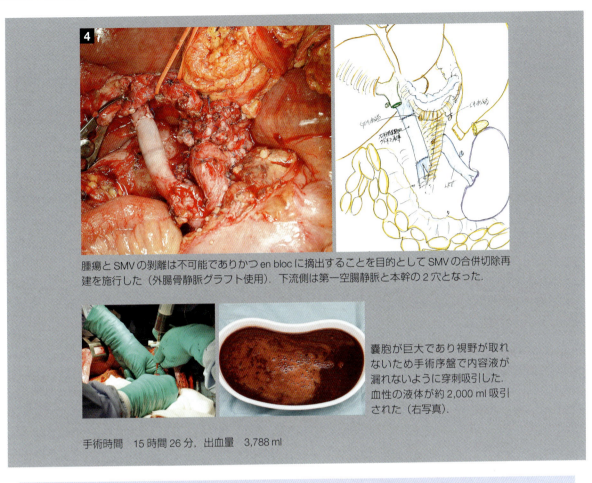

腫瘍とSMVの剥離は不可能でありかつen blocに摘出することを目的としてSMVの合併切除再建を施行した（外腸骨静脈グラフト使用）．下流側は第一空腸静脈と本幹の2穴となった．

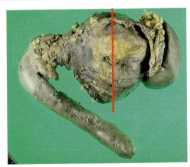

囊胞が巨大であり視野が取れないため手術序盤で内容液が漏れないように穿刺吸引した．血性の液体が約2,000 ml吸引された（右写真）．

手術時間 15時間26分，出血量 3,788 ml

標本写真・病理

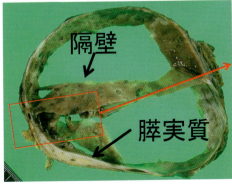

隔壁

膵実質

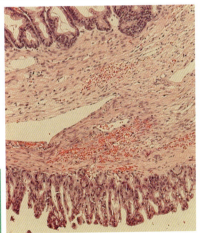

切除標本を示す．
赤線で割を入れ観察．囊胞壁に不正な腺管構造を認め一部膵実質にも浸潤していた．SMVへは炎症性の癒着のみであった．

I. 肝胆膵

病理診断

Mucinous cyst adenocarcinoma of pancreas
pT1, pCH–, pDU–, pRP–, pA–, pN0
pPCM–, pBCM–, pDPM–
Intermediate type, INFβ, ly0, v0, mpd–

術後経過

術後第40病日に退院．退院約6か月後に腹腔内に囊胞性病変を認めたため，CTガイド下穿刺を施行．細胞診は陰性であった．術後4年10か月，無再発生存中．

症例検討用紙

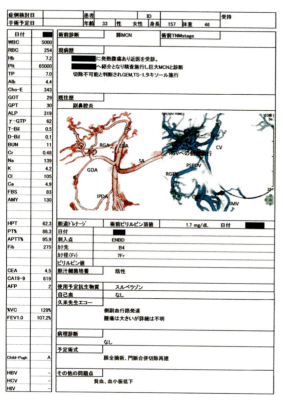

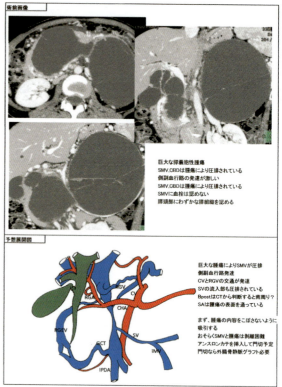

II 上部消化管

1 S状結腸癌膀胱浸潤，同時性多発肝転移，重複食道癌に対し，前方骨盤内臓全摘，肝部分切除，二期的に3領域郭清食道亜全摘を施行した1例

- **症 例** 61歳 男性
- **主 訴** 発熱，左下腹部痛

▶ 本症例のポイント

前医にて上記主訴で精査．S状結腸癌，膀胱・腹壁浸潤，同時性多発肝転移を認めた．また，スクリーニングGIFで胸部中部食道にSM以深の食道癌の重複を指摘．横行結腸で人工肛門を造設したのち，約3か月間の化学療法により腫瘍縮小を得たため，手術目的に当院紹介受診となった．まず大腸癌手術を施行．S状結腸切除，膀胱全摘，代用膀胱作成，横行結腸人工肛門閉鎖，予防的回腸瘻造設，肝部分切除（3病巣）施行した．術後3か月目に回腸瘻閉鎖し，術後4か月目に右開胸開腹食道亜全摘，3領域郭清を施行した．以後，肺転移，腹壁転移に対し手術を行い，現在も術後5年6か月の無担癌生存が得られている．

術前画像

初診時（他院）

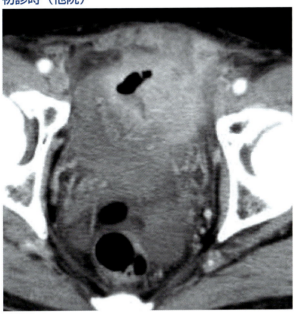

II. 上部消化管

化学療法後　mFOLFOX6＋Cetuximab　6コース（前医にて施行）

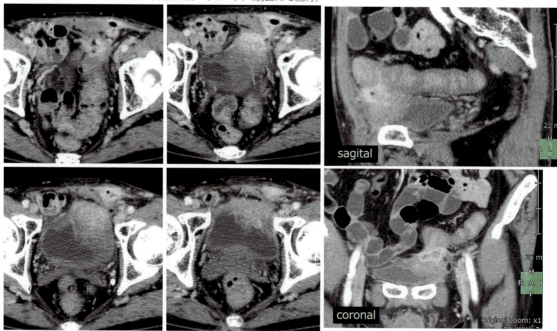

S状結腸癌は左下腹部に内部にairを伴う腹壁膿瘍を形成し，膀胱および腹壁への浸潤を認める．膀胱内腔への腫瘍露出は認めるが，瘻孔形成はない．

原発巣，肝転移巣ともに化学療法により縮小し，左下腹部の膿瘍も縮小したが，腹壁浸潤から皮膚瘻を形成した．

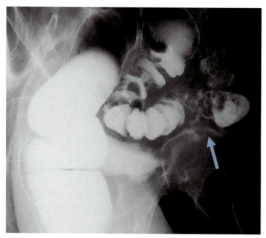

S状結腸にapple core sign．
膀胱内の造影剤は同日施行のCTによる．

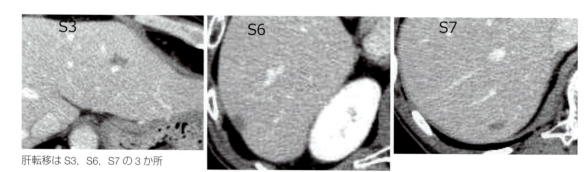

肝転移はS3，S6，S7の3か所

1. S状結腸癌膀胱浸潤，同時性多発肝転移，重複食道癌に対し，前方骨盤内臓全摘，肝部分切除，二期的に3領域郭清食道亜全摘を施行した1例

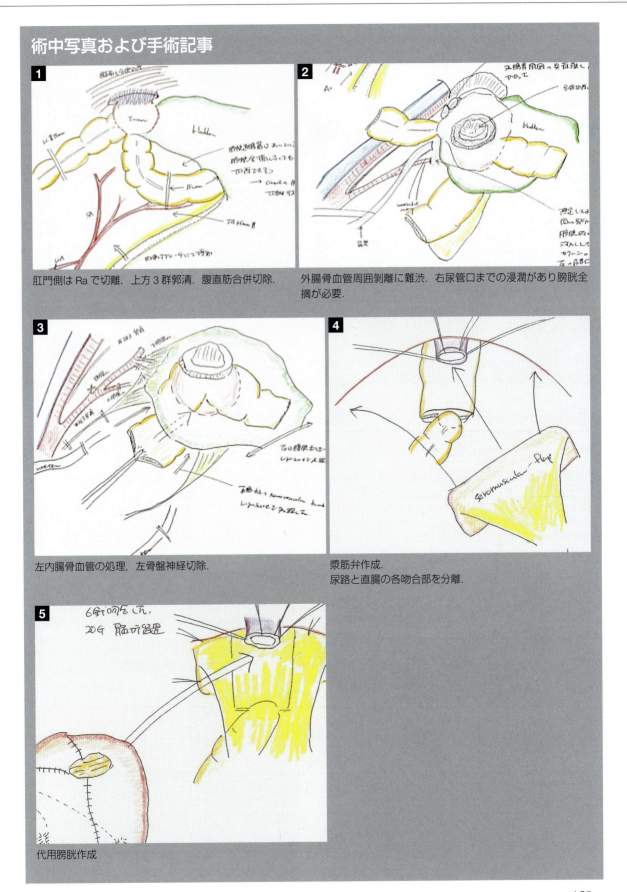

Ⅱ. 上部消化管

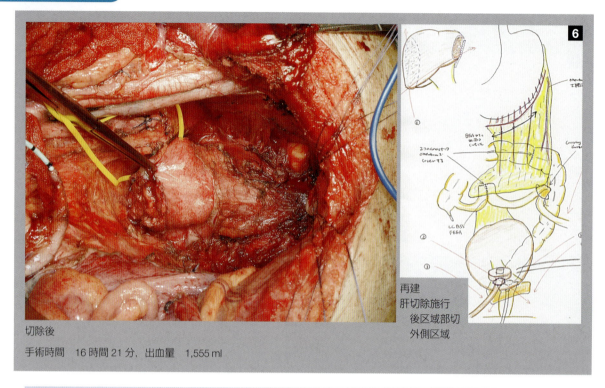

切除後
手術時間 16時間21分, 出血量 1,555 ml

再建
肝切除施行
後区域部切
外側区域

術式

S状結腸切除 腹壁合併切除, 膀胱全摘 代用膀胱作成, 横行結腸人工肛門閉鎖 回腸瘻造設, 肝外側区域切除, 後区域部分切除

病理診断

Colon：moderately differentiated tubular adenocarcinoma,
int, INFc, ly2, v2, pSI（bladder）, pN0, pPM0, pDM0, pRM0
治療効果判定；Grade 1b
Liver：metastasis of adenocarcinoma 治療効果判定；Grade 2

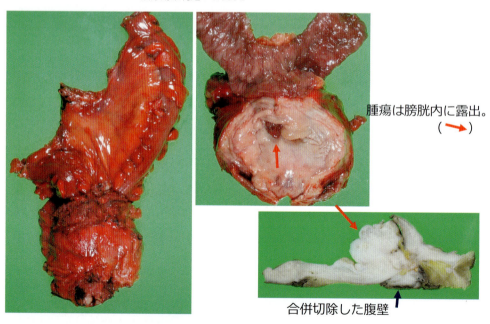

腫瘍は膀胱内に露出。
（→）

合併切除した腹壁

術後経過

創感染・尿路感染あり．術後第65病日に退院．

食道癌　大腸癌手術の4か月後に食道癌手術を行う

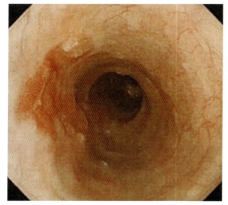 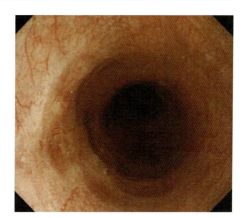

胸部中下部食道癌　0-Ⅱc型　大腸癌化学療法により縮小

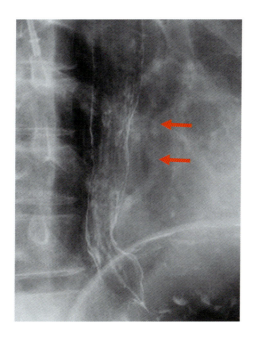

術式

右開胸開腹食道亜全摘　3領域郭清
胃管再建　後縦隔経路　胸腔内吻合

手術時間　9時間44分，出血量　1,027 ml

II. 上部消化管

病理診断

poorly differentiated squamous cell carcinoma, int, INFb, ly1, v1, pT1b（pSM3），pPM0，pDM0，pRM0，pN1，治療効果判定；Grade 1a

術後経過

縫合不全を認めたが，保存的に軽快．術後第71病日に退院．
初回手術11か月後に単発性の右肺転移に対し，右肺下葉部分切除術施行．
3年1か月後に左下腹部の腹壁再発を認め，切除術を施行．
初回手術から5年6か月，無担癌生存中．

症例検討用紙

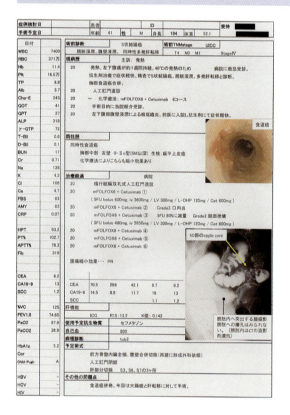
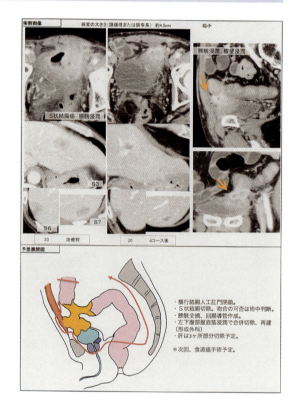

II 上部消化管

2 右胃大網動静脈温存膵頭十二指腸切除術で胃管再建が可能であった十二指腸乳頭部癌合併食道癌の1例

- 症　例　68歳　男性
- 主　訴　十二指腸乳頭部癌内視鏡的乳頭切除後のFollow-Up中の上部内視鏡検査で発見

▶本症例のポイント

本症例は，十二指腸乳頭部癌の内視鏡的乳頭切除後の局所再発時，スクリーニングの上部内視鏡検査で胸部中部食道癌が見つかった．いずれも切除可能であるが，食道亜全摘と膵頭十二指腸切除が必要となる．画像上リンパ節転移は認めず，十二指腸乳頭部癌局所再発に対しての郭清目的で胃十二指腸動脈根部切離は必要ないと判断し，右胃大網動静脈温存膵頭十二指腸切除術を行い，胃管再建が可能であった．また食道癌の単独手術でさえ高度侵襲手術なので，一期的に切除再建を行うことは危険と考え二期分割手術とした．一期目で右開胸食道亜全摘2領域リンパ節廓清（頸部胸部）食道瘻胃瘻造設術施行．二期目で右胃大網動静脈温存膵頭十二指腸切除術，胸壁前経路胃管再建を施行した．術後膵液瘻による胃十二指腸動脈瘤破裂が起こった場合，血管塞栓術により胃管壊死が起こってしまうので，左胃大網動静脈と左内胸動静脈の血管吻合を付加した．

術前画像

【食道癌】

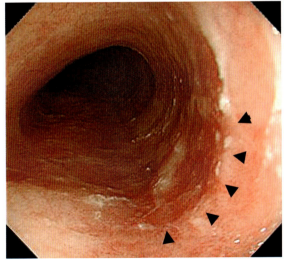

門歯列より31 cmに0-ⅡcT1bSM病変有．生検にてsquamous cell carcinoma.

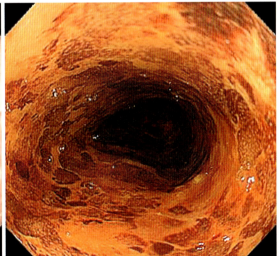

ルゴール染色では地図状の不染体．

Ⅱ. 上部消化管

【十二指腸乳頭部癌】

初回治療時

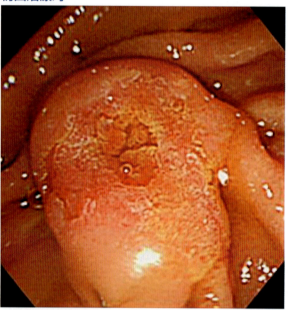

内視鏡的乳頭切除施行
Well od pPanc0, pDu0, ly0, v0, pn0

再発時

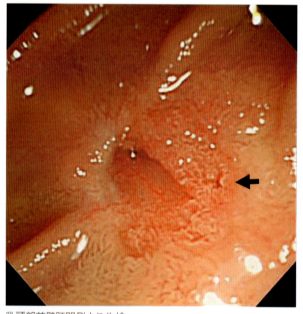

乳頭部前壁肛門側より生検
adenocarcinoma

CT と PET 検査で食道癌, 十二指腸乳頭部癌ともに明らかなリンパ節転移は認めず.
術前診断
食道癌
Mt 0-Ⅱc T1bSMN0M0 cStage 1A（UICC 7th edition）
十二指腸乳頭部癌
Ac, Panc0, Du0, T1N0M0 Stage 1A（JBS 5th edition）

術中写真および Schema

【一期目手術】

右開胸食道亜全摘2領域リンパ節郭清（頸胸部）食道瘻胃瘻造設

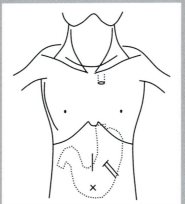

【二期目手術】

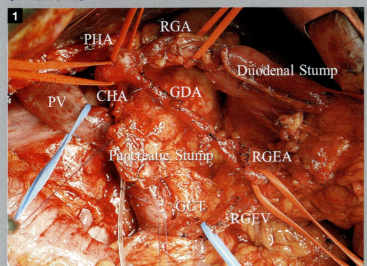

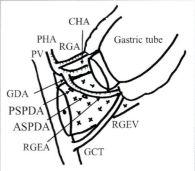

胃十二指腸動脈－右胃大網動静脈温存膵頭十二指腸切除

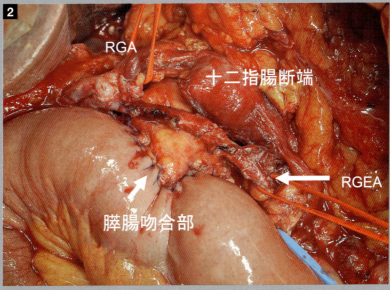

膵腸吻合

Ⅱ.上部消化管

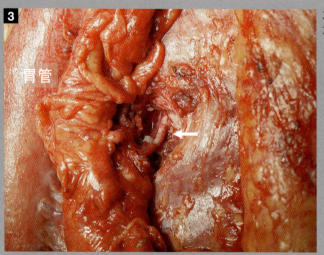

左胃大網動静脈—
左内胸動静脈吻合

胃管

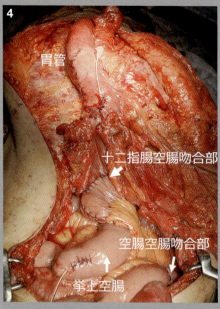

胃管
十二指腸空腸吻合部
空腸空腸吻合部
挙上空腸

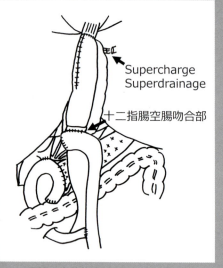

Supercharge
Superdrainage
十二指腸空腸吻合部

Child 再建＋胸壁前経路胃管再建＋Roux-en Y 再建

一期目手術：手術時間　8 時間 22 分，出血量　385 ml
二期目手術：手術時間　16 時間 5 分，出血量　2,519 ml

摘出標本

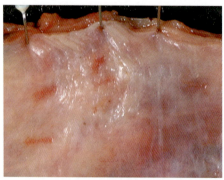

下部食道に 2 cm 大の 0-Ⅱc 病変を認める．

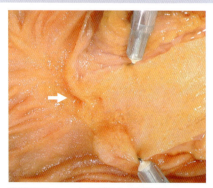

乳頭部に 1 cm 大のびらんを認める．

病理診断

食道癌
Moderately differentiated squamous cell carcinoma, INFβ, ly1, v0, pT1aMM, pIM0, pPM0 pDM0, pN0, pM0 pStage ⅠA（UICC 7th edition）

十二指腸乳頭部癌
Well differentiated tubular adenocarcinoma, ly0, v0, pn0, patAc, m, pPanc0, pDu0, pEM0, pT1N0M0, Stage Ⅰ（JBS 5th edition）

術後経過

一期目術後は経過良好にて術後第 40 日目に二期目手術を行った．術後軽度膵液瘻，軽度食道胃管吻合縫合不全を併発，27 病日に自然気胸発症，45 病日胸腔鏡補助下ブラ切除術施行．膵液瘻，食道胃管吻合縫合不全も保存的に軽快，以後経過良好にて第 78 病日（一期目手術より 118 病日）退院．術後 6 年 3 か月，無再発生存中．

症例検討用紙

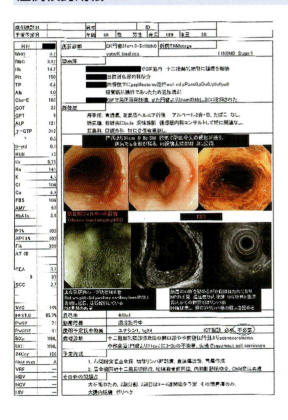
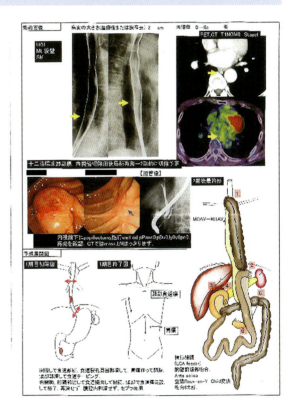

II-3 上部消化管

二期分割手術で安全に切除しえた食道癌，胃癌，十二指腸乳頭部癌の3重複癌の1例

- 症　例　69歳　男性
- 主　訴　黄疸

▶ **本症例のポイント**

本症例は黄疸で発症し，十二指腸乳頭部癌と診断，スクリーニングの上部消化管内視鏡検査で胸部中部食道癌と胃体下部前壁に早期胃癌が見つかった．3重複癌はいずれも切除可能であるが，食道亜全摘＋胃全摘＋膵頭十二指腸切除が必要となる．食道癌の単独手術でさえ高度侵襲手術なので，一期的に切除再建を行うことは危険と考え，二期分割手術とした．一期目で右開胸食道亜全摘2領域リンパ節廓清（頸部胸部）食道瘻胃瘻造設術施行．二期目で胃全摘膵頭十二指腸切除術，胸壁前経路回結腸再建を施行した．術後合併症は二期目の術後軽度膵液瘻のみで二期目手術から34POD で無事退院となった．本症例は3重複癌に対して二期分割手術を行うことにより，手術の根治性を下げることなく安全に切除しえた．

術前画像

食道癌

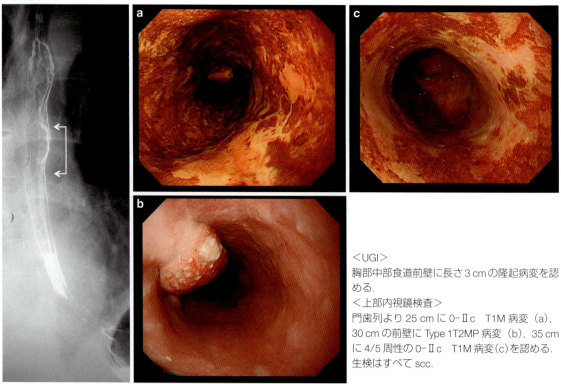

＜UGI＞
胸部中部食道前壁に長さ3cmの隆起病変を認める．
＜上部内視鏡検査＞
門歯列より25cmに0-Ⅱc　T1M病変（a），30cmの前壁にType 1T2MP病変（b），35cmに4/5周性の0-Ⅱc　T1M病変(c)を認める．生検はすべて scc．

胃癌

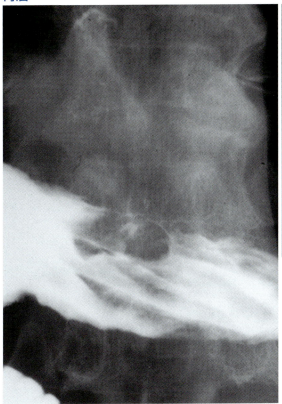
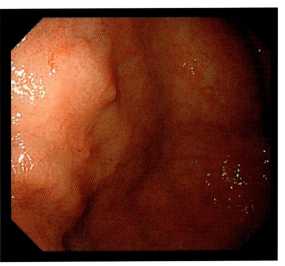

＜UGI＞
体下部前壁に 2 cm 大の隆起病変を認める．
＜上部内視鏡検査＞
体下部前壁に 0-Ⅱa T1M 病変を認める．
生検で tub1．

十二指腸乳頭部癌

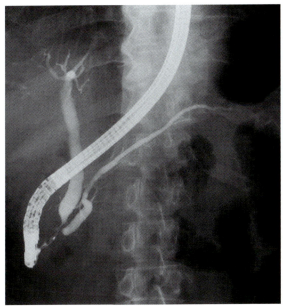
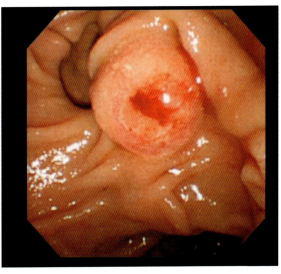

＜ERCP＞
Ac〜Ad まで狭窄あり．Bi 移行部にも陰影欠損有．乳頭部頭側に憩室有．乳頭部の腫大，開口部の粘膜に発赤調の顆粒状変化を認める．ERBD 挿入．生検で carcinoma．

Ⅱ. 上部消化管

術中写真，手術記事および Schema

【一期目手術】
右開胸食道亜全摘 2 領域リンパ節廓清（頸胸部）食道瘻胃瘻造設．

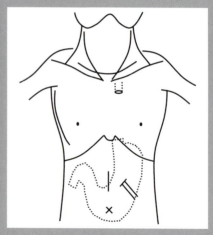

【二期目手術】

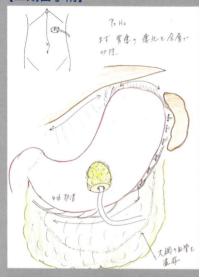

後で血管と膵腸吻合部を隔絶するのに大網を使用するので大網枝を温存しながら胃全摘術を行った．

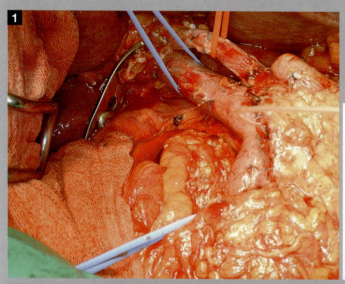

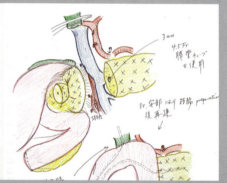

膵頭十二指腸切除を行った．

3. 二期分割手術で安全に切除しえた食道癌，胃癌，十二指腸乳頭部癌の3重複癌の1例

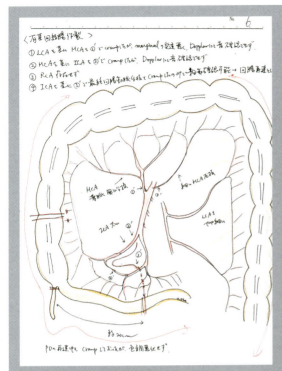
右半結腸を授動し回結腸再建を行った．

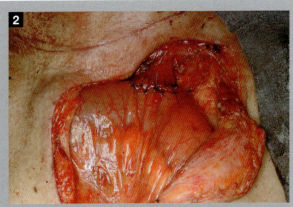
食道回腸吻合

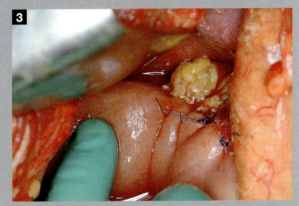
膵腸吻合

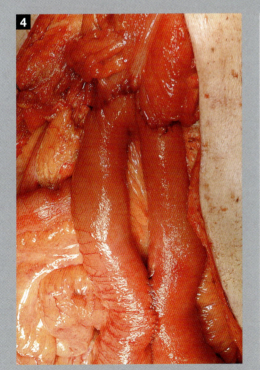
結腸空腸吻合とBraun吻合

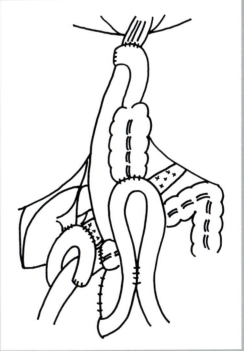
Child再建と胸壁前経路回結腸再建を行った．

一期目手術：手術時間　8時間36分，出血量　374 ml，二期目手術：手術時間 12時間32分，出血量　1,900 ml

II. 上部消化管

摘出標本

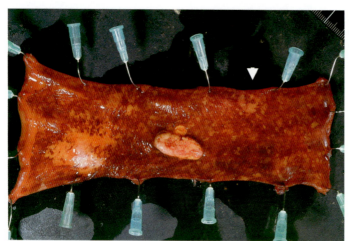

上部食道に1cm大の不染体，中部食道に3×1.5cm大のType 2病変，下部食道に3.5×4cm大の不染体を認める．

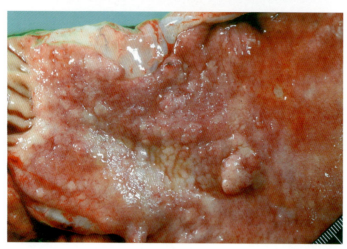

胃角から体上部前壁に3×3cmの0-Ⅱa病変と1.5cm大の隆起病変を認める．

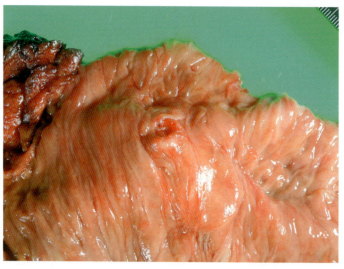

乳頭部に1cm大の潰瘍性病変を認める．

病理診断

食道癌
Ut：moderately differentiated squamous cell carcinoma, INFα, ly0, v0, pEP
Mt：well to moderately differentiated squamous cell carcinoma, INFβ, ly1, v0, pT2MP
Lt：moderately differentiated squamous cell carcinoma, INFα, ly0, v0, pLPM, pN0, pIM0, pPM0 pDM0 pM0 StageⅠB（UICC 7th edition）
胃癌
Well differentiated tubular adenocarcinoma, ly0, v0, pT1M, pN0, pPM（−）, pDM（−）stage IA（JCGC 14th edition）
十二指腸乳頭部癌
Small cell carcinoma, medullary type, INFα, ly1, v0, pn0, patAc, pPanc1a pDu1, pEM0, pT2N0M0 StageⅡ（JBS 5th edition）

術後経過

一期目術後は経過良好にて第35病日に二期目手術を行った．軽度膵液瘻となるも軽快し，第34病日（一期目手術より69病日）退院．術後5か月で肝転移が出現，生検にて十二指腸乳頭部癌（small cell carcinoma）の転移と診断．CDDP＋CPT11療法を行うもPDと判定．術後12か月で原病死．

症例検討用紙

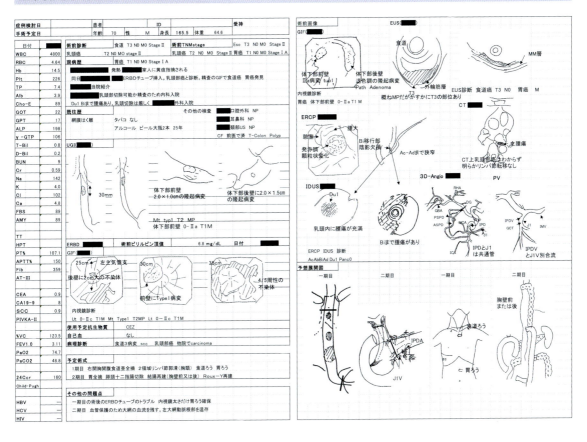

II	上部消化管
4	頸部食道癌吻合部再発に対し，咽頭喉頭食道全摘術・縦隔気管孔造設・胃管遊離空腸再建を施行した1例

● 症　例　55歳　男性
● 主　訴　検診異常

▶ 本症例のポイント

頸部食道癌に対し，喉頭温存を目指し，術前放射線化学療法（FP療法2コース（CDDP 70 mg/m², 5-FU 700 mg/m²），放射線 40Gry）を施行した後に，頸部食道切除術・遊離空腸再建を施行した．術中の迅速組織診にて断端の悪性所見陰性を得たが，その後の永久標本にて癌細胞陽性の診断．術後放射線化学療法（FP療法2コース（CDDP 70 mg/m², 5-FU 700 mg/m²），放射線 20Gry）を吻合部に対し施行したが，術後7か月で吻合部の腫瘍が増大した．縦隔リンパ節にも転移が認められた．その他の遠隔転移は見られず，放射線化学療法不応例であり局所コントロールのため咽頭喉頭食道全摘術となった．

術前画像

1回目手術術前画像

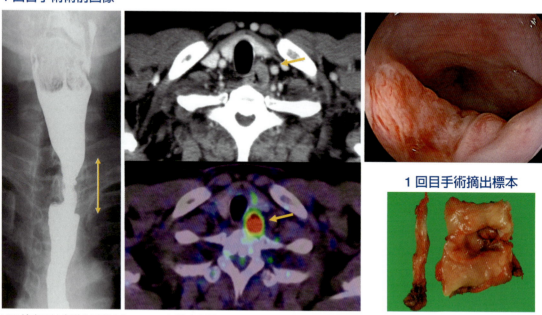

1回目手術摘出標本

UGI 検査では食道入口部より 1.5 cm に狭窄を認めた．頸胸腹部 CT 検査では明らかなリンパ節の腫脹，遠隔転移はなし．頸部食道に壁肥厚がみられた．周囲組織への浸潤はなし．PETCT では SUV max13.9 の集積が見られた．上部消化管内視鏡検査では門歯 20 cm に腫瘍を認めた．

2回目手術術前画像

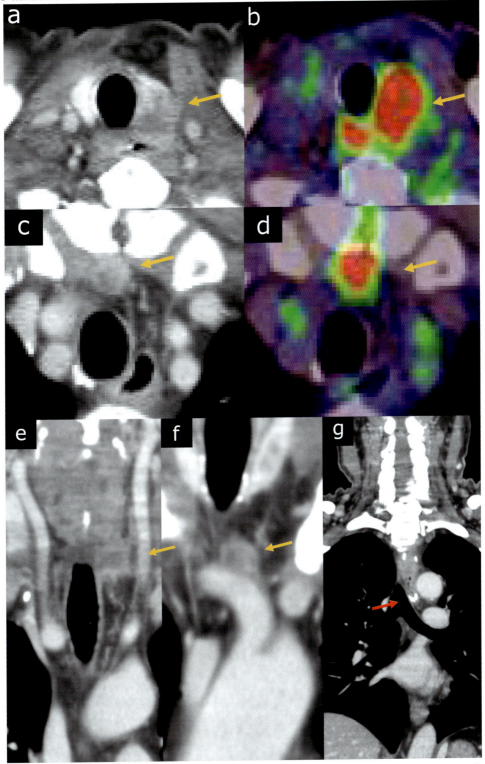

a. b. e. 頸部食道左側の前回口側吻合部と思われる部分に腫瘍性病変あり．PETCT で同部への SUVmax11.1 の集積が見られる．総頸動脈とは 1 層あると思われる．気管への浸潤の可能性はあるが，内腔への突出は見られない．
c. d. f. 胸骨の背側に腫瘍が見られる．PETCT で同部への SUVmax6.5 の集積が見られる．腕頭動脈に接している．
g. 前回手術の足側の吻合部（赤矢印）．大動脈弓よりもやや足側に吻合部が存在する．

II. 上部消化管

術中写真および手術記事

1回目手術

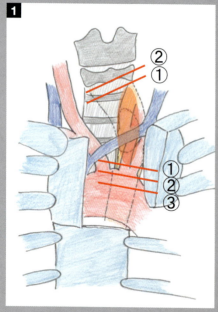

頸部食道に腫瘍を触知した．
①食道を切離したが，迅速組織診にて口側，肛門側ともに断端陽性．
②再び食道を切り足したところ迅速組織診察にて肛門側は陽性，口側は陰性の診断．
→（後に永久標本にて口側断端も陽性の診断）
③再び食道を切り足すことで肛門側断端も迅速組織診にて陰性の診断となった．

途中，左反回神経は合切し Ansa cervicalis と再吻合を行った．

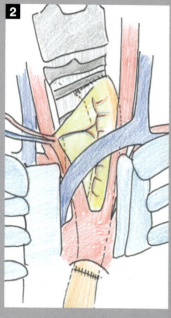

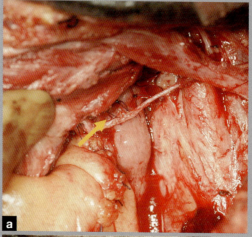

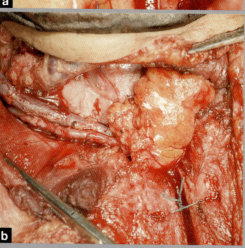

再建は遊離空腸にて再建を行った．当初血行再建は左頸横動脈にて行う予定であったが，左頸横動脈が細く，血行再建に不向きであったため，右頸横動脈にて血管再建を行った．
そのために気管支前面に遊離空腸の腸間膜が存在することとなった．
遊離空腸と食道の吻合部は大動脈弓よりも尾側となった．

a. 口側吻合部
b. 再建後

2回目手術

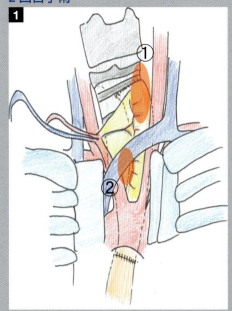

①腫瘍は前回手術の吻合部に存在していた．
左総頸動脈と強固に癒着していた．また，気管には第3気管軟骨まで浸潤していた．
②リンパ節と思われる腫瘍は腕頭動脈へ強固に癒着していた．

→遊離空腸の腸間膜の温存は困難と判断した．

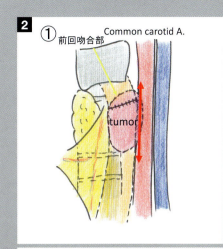

①左総頸動脈と強固に癒着していた．腫瘍と総頸動脈を何とか剥離した．迅速組織診にて断端陰性．

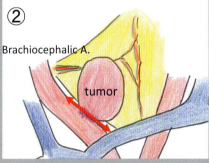

②腕頭動脈と腫瘍は強固に癒着．腕頭動脈と腫瘍を剥離した．

遊離空腸の腸間膜を温存することは困難であり遊離空腸を切離した．前回の吻合部は大動脈弓尾側に存在し，食道温存は困難と判断し，食道を抜去した．

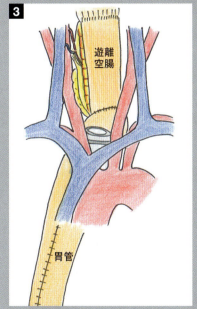

胃管，遊離空腸で再建した．
遊離空腸は右上甲状腺動静脈と血行再建を行った．

手術時間 14時間4分，出血量 1,614 ml（2回目手術）

摘出標本

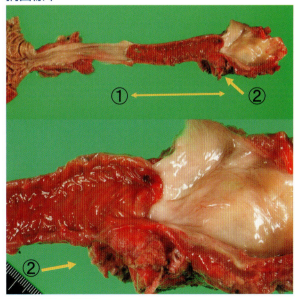

①遊離空腸，②腫瘍

II. 上部消化管

病理診断

＜1回目手術時（原発巣）＞
squamous cell carcinoma, pT3（AD）, INFc, ly1, v0, pIM0, pPM
（close to margin）, pDM0, pRM0, Therapeutic grade：Grade 2, pN2　pStage ⅢB
＜2回目手術時（食道癌局所再発）＞
Recurrence of squamous cell carcinoma, moderately differentiated, ly1, v2, int
INFc　Therapeutic grade：Grade 1b
Surgical margin（＋）

術後経過

第17病日に気管壊死により再手術を施行．気管軟骨を4ring切除し，縦隔気管孔とした．再手術術後26病日に軽快退院．術後7か月で局所再発．Weekly PTX療法を施行するも6コース後にPD，術後1年7か月（初回手術より2年5か月）で原病死．

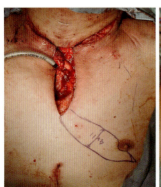
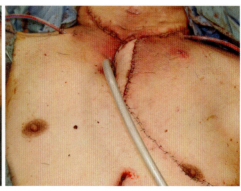

症例検討用紙

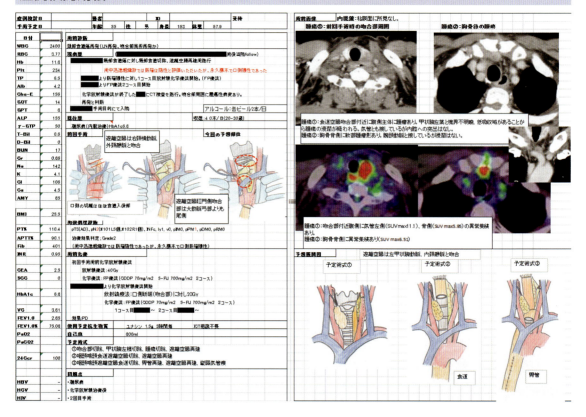

II 上部消化管

5 食道癌術後に発症した胸部大動脈胃管瘻の術中気管損傷に対し食道断端による被覆を行ったため発症した食道気管瘻の1例

- ●症　例　65歳　女性
- ●主　訴　発熱　背部痛
- ●現病歴

- ・61歳時　近医で胸部中部食道癌に対して右開胸開腹食道亜全摘術，3領域リンパ節郭清，後縦隔経路胃管再建（胸腔内吻合）施行．
 （（病理結果：UICC Ver. 7 SCC T2（MP）N3 M0 pStage ⅢC）．2年後自己判断で受診を中断．
- ・術後2年6か月　発熱と背部痛で近医を受診．胃管潰瘍穿孔による縦隔炎と診断．入院し絶食抗生剤治療施行．

入院17日目	吐血あり，胸部大動脈胃管瘻の診断で下行大動脈ステント内挿術を施行．
入院19日目	開胸胃管切除術施行，その際に気管膜様部を損傷し，食道断端で被覆．気管切開と腸瘻造設．
入院70日目	ステントグラフト感染のため下行大動脈人工血管置換術を施行．
入院6か月後	食道気管瘻を発症，治療目的に当院へ転院．

▶本症例のポイント

食道気管瘻は食道癌術後に発生する稀な合併症である．本症例は胃管潰瘍による胸部大動脈胃管瘻のため胃管切除，大動脈人工血管置換術を行い救命できたが，気管膜様部の損傷を食道断端で被覆したため，術後食道気管瘻を形成し，治療に難渋した1例である．食道気管瘻根治のため，瘻孔を結紮し大胸筋弁で修復を行い，胸壁前経路で有茎空腸を用いて一期的再建を施行し良好な経過が得られた．

術前画像

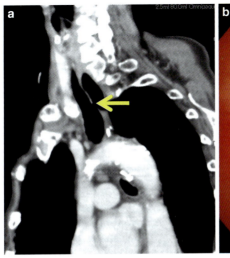 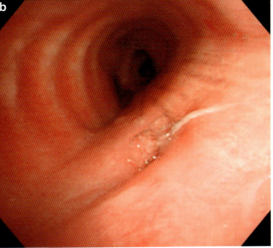

a. 造影CT：食道は頸部食道で盲端になっており，食道断端近傍の黄色矢印で示した部分に瘻孔を認めた．
b. 気管支鏡：気管膜様部に瘻孔を認め，唾液の流入を確認．

II. 上部消化管

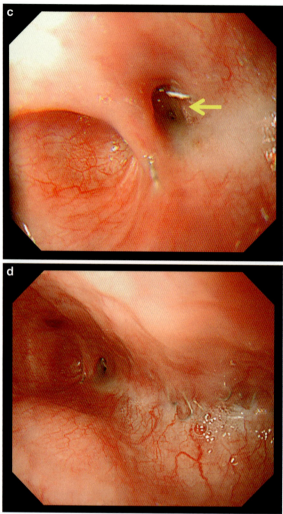

c, d. 上部消化管内視鏡
門歯 23 cm の食道盲端近傍に，黄色矢印で示すように瘻孔を認めた．瘻孔の口側には，食道断端の Petz を認めた．

術中写真および手術記事

食道癌根治術

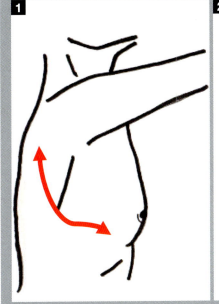
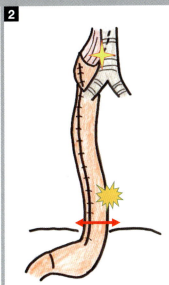

広背筋を温存しながら前腋窩切開で開胸し，右開胸開腹食道亜全摘，3領域リンパ節郭清，後縦隔経路胃管再建（胸腔内吻合）を施行．

胃管切除

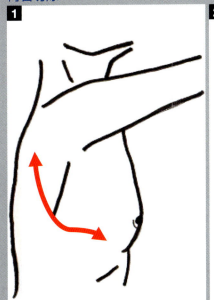
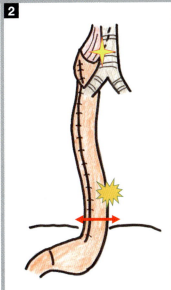
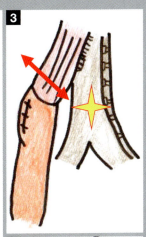
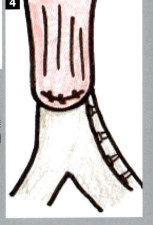

1. 後側方切開を行い，広背筋を離断し開胸．
2. 下縦隔の高さで胃管壁が欠損し，膿瘍を形成していた．
3. 胃管剥離の際，高度な癒着のため気管膜様部を損傷．食道上方の剥離は困難であり，またパッチに適した組織が周囲に無く，食道を損傷部の約1cm尾側で切離．
4. 気管膜様部損傷部位は食道断端で被覆した．

Ⅱ．上部消化管

食道気管瘻根治術

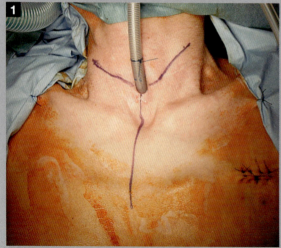
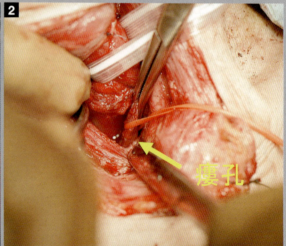
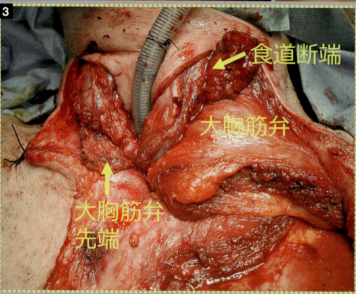
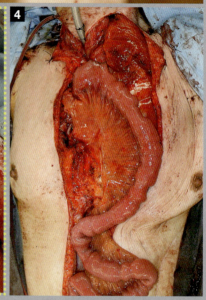
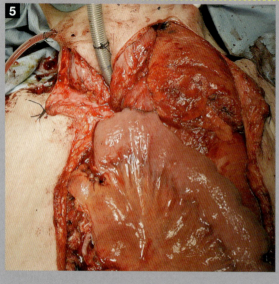

1. 瘻孔部は頸胸境界部にあった認めたため，頸部よりアプローチ．
2. 黄色矢印の部分で気管との瘻孔を形成．瘻孔を結紮切離．
3. 食道を上方抜去し，気管膜様部背側に大胸筋弁を充塡．大胸筋弁の先端を対側まで出すようにした．
4. 二期的再建を予定していたが，食道瘻を造設するには残存食道の長さが短かったことと，癒着剥離がスムーズで手術侵襲が比較的軽度だったことから，一期的に胸壁前経路有茎空腸再建を施行．
5. 吻合部腹側も筋弁の一部で被覆した．

手術時間　8時間54分，出血量　453 ml

術後経過

縫合不全，気管瘻は起こらず，術後第 15 病日に転院．
嚥下リハビリを行い，術後 6 か月で経口摂取を開始し，術後 1 年で退院．術後 2 年 1 か月，無再発生存中．

まとめ

・後縦隔経路再建の場合，胃管切除は癒着剥離に難渋することが知られており，気管損傷のリスクを自覚し，損傷時の対応を想定しながら手術に臨むことが必要である．
・本症例は初回食道癌手術時，前方腋窩切開で開胸し，広背筋は温存されていたため，胃管切除時は広背筋弁または肋間筋弁を作成しながら開胸するべきであった．

症例検討用紙

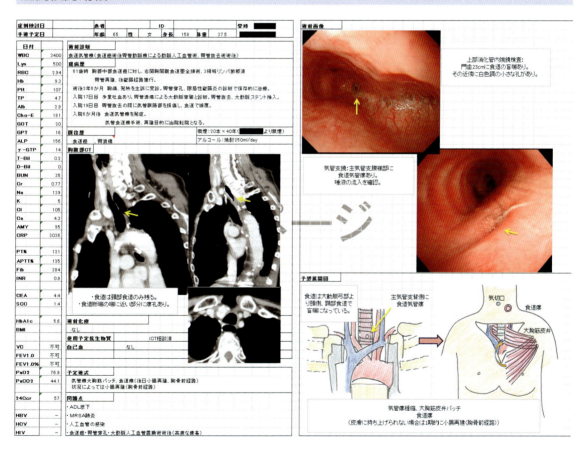

III

1 下部消化管

術前化学療法後に骨盤内臓全摘・大動脈周囲 LN 郭清および肝切除術を行い長期生存中である Stage Ⅳ 直腸癌の 1 例

- **症　例**　46 歳　男性
- **主　訴**　嘔吐

▶ **本症例のポイント**

近年，これまで予後不良として根治切除の対象とならなかった高度進行 StageⅣ 症例に対して周術期化学療法と手術を含めた集学的治療を行い，長期生存が得られた症例が少なからず散見される．本症例は，Rb，cAI（前立腺），cN3（#263D lt），cH2（S2, 3, 4, 6, 8），cM1（#216LN）の肉眼的完全切除可能な高度進行 StageⅣ 直腸癌であったが，根治切除と化学療法を組み合わせた集学的治療を行い，術後 5 年が経過した現在も無再発生存が得られている．新規抗癌剤・分子標的薬の著しく進歩した現在，肉眼的完全切除が可能である高度進行癌症例に対する集学的治療の意義を再評価するべきであると思われる．

術前画像

《Local lesion》

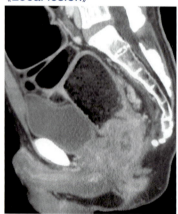

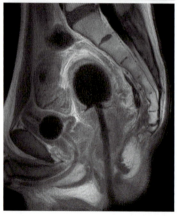

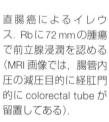

mFOLFOX6
2 コース

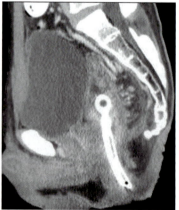

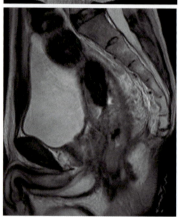

直腸癌によるイレウス．Rb に 72 mm の腫瘍で前立腺浸潤を認める（MRI 画像では，腸管内圧の減圧目的に経肛門的に colorectal tube が留置してある）．

腫瘍は 65 mm に縮小した．

《Lymph node》

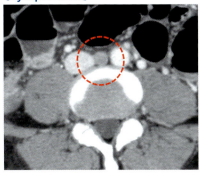

No. 216 リンパ節
径 10×9 mm で,PET で集積を認め,転移と診断.

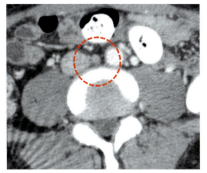

径 6 mm に縮小した.

mFOLFOX6 2 コース

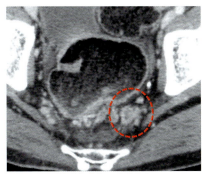

No. 263D lt リンパ節
径 16×11 mm で,PET で集積を認め,転移と診断.

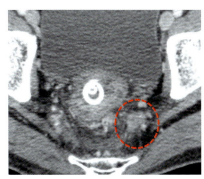

大きさは変わらず.

《Metastasis》

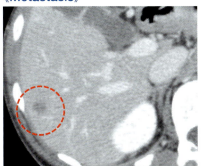

S6c 病変,径 11 mm

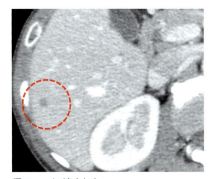

径 6 mm に縮小した.

mFOLFOX6 2 コース

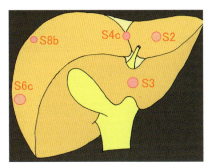

肝臓に 5 か所の転移巣を認めた.
標的病変:S6c(11 mm),S3(10 mm)

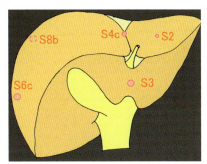

全ての肝転移巣は縮小した.
S8b は画像上消失.
標的病変:S6c(6 mm),S3(6 mm)

Ⅲ. 下部消化管

術中写真および手術記事

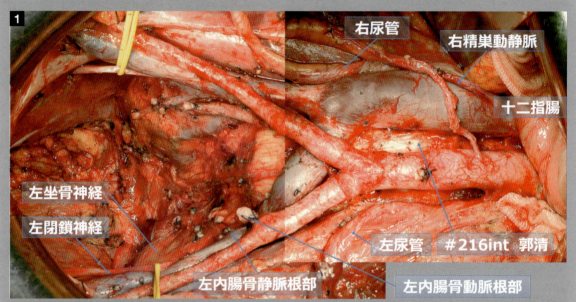

化学療法 2 コース終了後の効果判定では，全体として SD（縮小率 17.2%）であったものの，このまま化学療法を継続すれば肝転移巣が消失し，その後の切除が困難となることが予想されたので，3 コース目は施行せずに手術を行った．
手術は左側の内腸骨血管切除を伴う骨盤内臓器全摘，側方リンパ節郭清，大動脈周囲リンパ節郭清，および肝部分切除術を施行．大動脈周囲リンパ節郭清の上縁は十二指腸下縁までとした．側方リンパ節は転移陽性と判断したため，左側の内腸骨血管は根部で切除した．原発巣は，癌の露出を認めずに周囲組織とともに en-bloc に摘出できた．

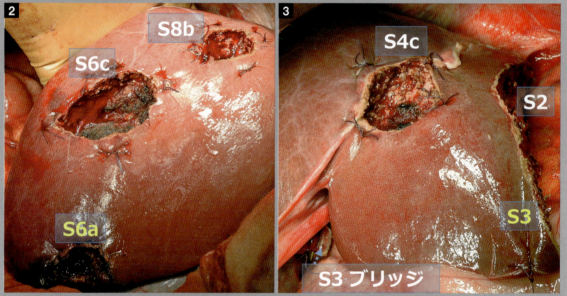

肝転移巣は術中新たに 2 病変（S3，S6a；黄色文字）を確認し，計 7 か所であった．
いずれの病巣も，小結節で一部瘢痕化しており，S6c 以外は術中エコーで確認することは困難であった．視触診と術前 CT から部位を同定してすべて切除した．

＜手術所見＞
Rb, circ, type 3, T4b（prostate）, N3（No. 263D lt）, M1b（H2, LYM）, H2（Grade C）, P0, PUL0, Stage Ⅳ, R0, CurB

手術時間　17 時間 33 分，出血量　3,300 ml

摘出標本

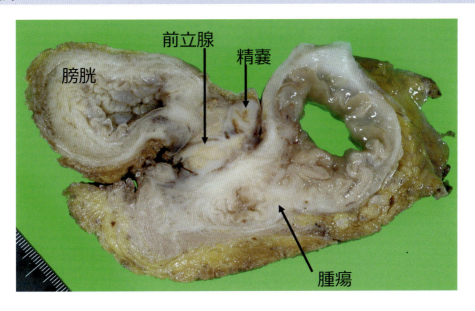

病理診断

type 3, tub2, ypAI (prostate), int, INFβ, ly2, v1, ypN (3/22), ypPM0, ypDM0, ypR0
LN：216 (1/8), 263D lt (1/1), 273rt (1/2),
273lt (0/2), 283rt (0/1), 283lt (0/0), 263rt (0/1), 253 (0/3), 252 (0/4)
Liver (S2 S6c S4c)；metastatic adenocarcinoma
化学療法効果判定　Grade 1b
ypT4bN3M1b；ypStage Ⅳ（大腸癌取扱い規約 第8版）
ypT4bN1aM1b；ypStage ⅣB（UICC7）

術後経過

術後経過は良好で，術後29日目より補助化学療法としてmFOLFOX6を導入した．計12コース施行し，術後5年9か月が経過した現在，無再発生存中である．

III 下部消化管

2 仙骨合併骨盤内臓全摘術—R0切除のための工夫—

- ●症　例　67歳　女性
- ●主　訴　なし
- ●既往歴　64歳時，他院にて進行下部直腸癌に対し直腸切断術（pT3N1M0 stage ⅢB）
- ●現病歴　2004年10月直腸切断術後，6か月間補助化学療法（UFT/LV）を施行された．外来経過観察中，2008年4月，CEAの上昇を認め，5月のPET-CTで局所再発および左閉鎖，内腸骨リンパ節転移と診断され当科受診となる．

▶本症例のポイント

骨盤内局所再発に対し仙骨合併骨盤内臓全摘術を施行した．仙骨合併骨盤内臓全摘術後の生存率は，R1/R2手術で非常に予後不良であるが，R0手術では5年生存率48％と比較的予後良好である．つまり，良好な予後を期待するためには，R0手術を行うことが必要不可欠であり，骨盤壁の合併切除が行われることが多い．本症例では，左仙棘靱帯と接するリンパ節転移を認めたため，左坐骨棘から仙棘靱帯を合併切除する切離ラインを設定することでR0手術を行い得た．

術前画像

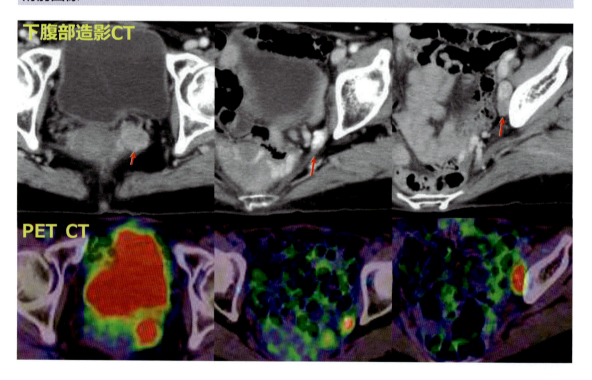

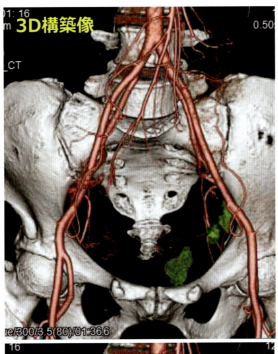

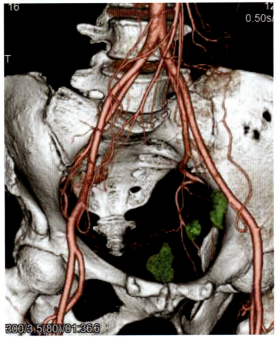

膀胱背側，子宮左側に 3 cm 大の腫瘤，左坐骨棘の近傍，仙棘靱帯に接する 2 cm 大の腫瘤，および左閉鎖リンパ節の腫大を認めた．

Ⅲ. 下部消化管

予定切離ライン

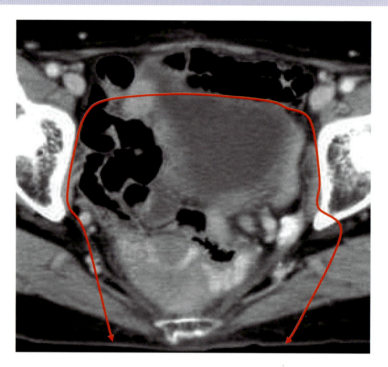

予定手術および手術 Schema

仙骨合併骨盤内臓全摘術　左坐骨棘合併切除

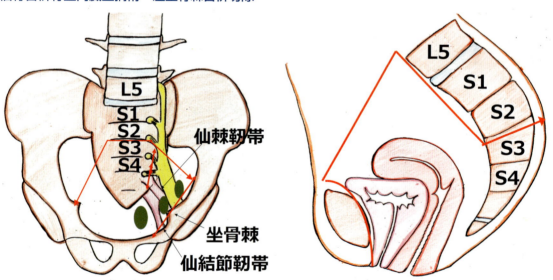

左坐骨棘に近く，仙棘靱帯に接することより坐骨棘を合併切除し，また仙骨をS3上縁で切断し仙棘靱帯を合併切除する予定とした．

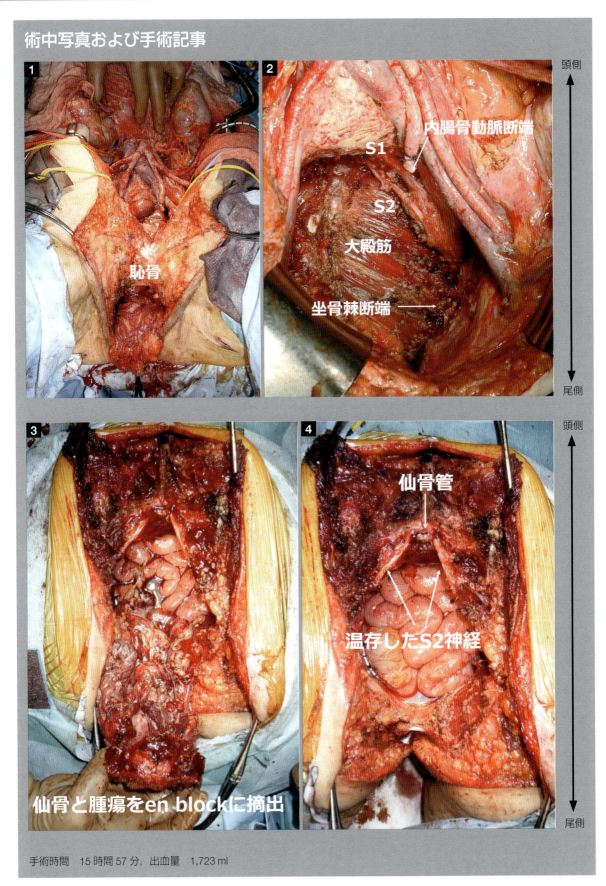

III. 下部消化管

病理診断

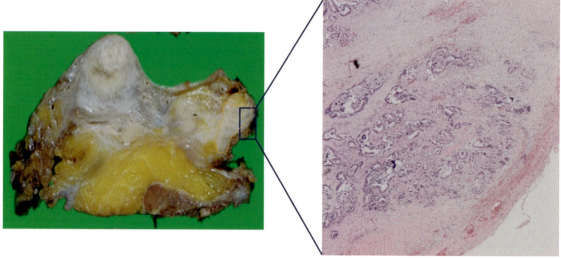

Moderately differentiated adenocarcinoma, surgical margin negative

術後経過

経過は良好で軽度の尿路感染症を認めたのみで，術後第42病日に紹介元病院へ転院となる．6年3か月，無再発生存中．

III
3 下部消化管

右内閉鎖筋・坐骨浸潤を伴う直腸癌術後局所再発に対し骨盤内臓全摘術・恥坐骨合併切除を施行した1例

- ● 症　例　67歳　男性
- ● 現病歴　直腸癌に対し前医にて腹会陰式直腸切断術施行．mod，a2，ly1，v1，n0，StageⅡ．
  2年10か月後に局所再発を来たし，紹介受診した．

▶ 本症例のポイント

術前，再発巣は右内閉鎖筋・坐骨へ浸潤と診断したが，恥坐骨合併切除を伴う骨盤内臓全摘術にてR0切除可能と判断し，手術適応とした．骨切離線が寛骨臼にかかる場合には本術式の適応外としているが，本症例では恥骨上枝外縁・坐骨結節の3 cm外側での切離が可能であった．骨盤輪は欠損しても再建は不要で，リハビリにより歩行可能となる．術後2年で右副腎転移が出現し右副腎摘出術，2年5か月後に胃癌を生じ胃全摘術，4年5か月後に左肺転移が出現し左肺下葉部分切除をそれぞれ施行した．術後6年2か月後に肺炎のため死亡したが，長期の生存が可能であった．

術前画像

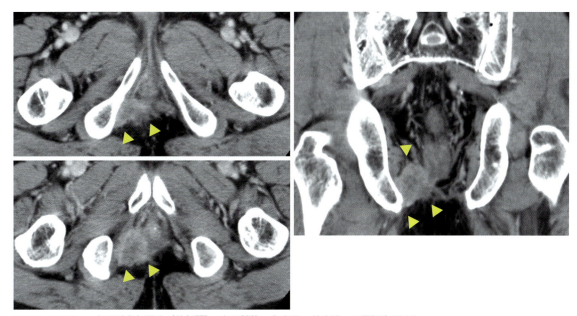

3.5×3.4×4.5 cm大の腫瘤を認め（黄矢頭），右閉鎖筋・右坐骨・前立腺への浸潤を認めた．

Ⅲ. 下部消化管

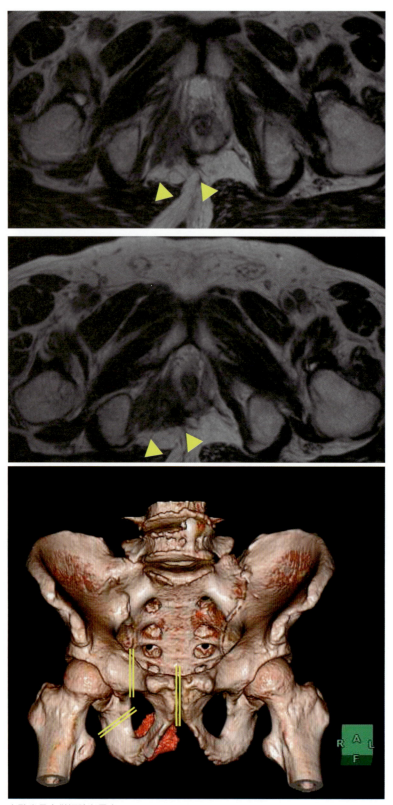

右恥坐骨合併切除を予定

術中写真および手術記事

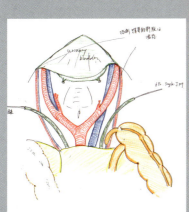
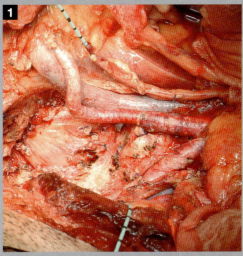
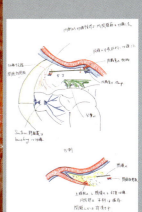

右側は内腸骨動静脈を根部で切離．閉鎖神経も切離した．
左側は上膀胱動脈，閉鎖動脈を切離し，内陰部本幹は温存した．

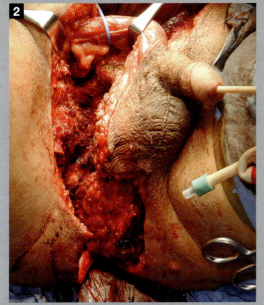
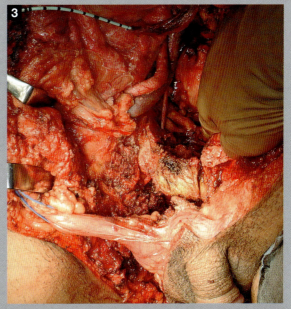

会陰部皮膚切開．右精索・精嚢は温存した．左側で腹腔と交通．右側は骨表面を露出させつつ坐骨外側へ入る．

恥骨を剥離し，恥骨結合で切離．

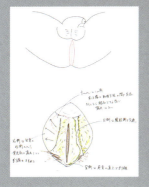

Ⅲ. 下部消化管

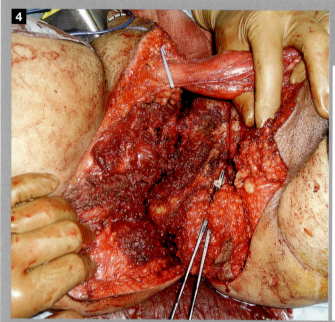
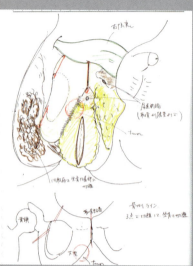

内転筋群は坐骨付着部で切離した．
恥骨, 坐骨を切離．

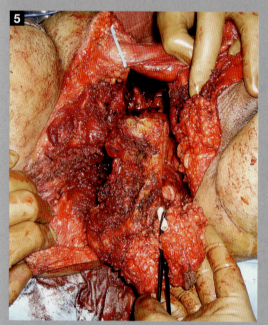

腫瘍の露出なく, en bloc に摘出．

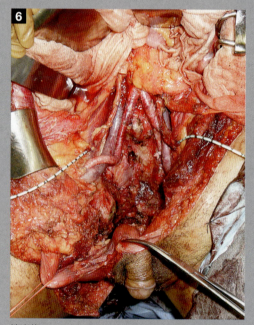

摘出後．

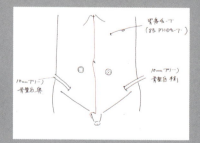

手術時間　17 時間 30 分, 出血量　3,626 ml

摘出標本

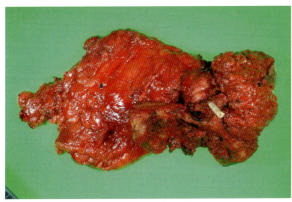
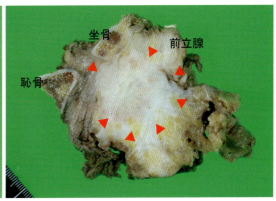

病理診断

Recurrence of adenocarcinoma
腫瘍は坐骨の骨膜に浸潤．前立腺へは浸潤を認めない．
n（-），剥離断端陰性，R0 resection．

術後経過

骨盤死腔炎を併発したが改善し，術後第48病日に転院．
術後補助療法としてS-1を内服した．
術後2年で右副腎転移が出現し右副腎摘出術，2年5か月後に胃癌を生じ胃全摘術，4年5か月後に左肺転移が出現し左肺下葉部分切除をそれぞれ施行した．
その後脳転移・多発肺転移を来たし，術後6年2か月後に肺炎のため死亡した．

III 下部消化管

4 恥骨浸潤を伴う直腸癌会陰再発に対して恥坐骨陰茎合併切除を伴う骨盤内臓全摘術を施行した1例

- **症　例**　58歳　男性
- **経　過**　2006年　直腸癌に対し他院で腹会陰式直腸切断術施行（mod A INFγ ly1 v1 n（−）PM0 DM0 RM0 p-StageⅡ）．
  2009年　CT・PETで会陰・肝転移再発を指摘．化学療法：FOLFOX→FOLFIRI＋Bev施行するもPDと判定される．
  2010年　当院紹介，R0切除可能と判断した．

▶本症例のポイント

直腸癌会陰再発では比較的まれながら恥骨ないし坐骨浸潤を伴うが，R0切除が可能であれば恥坐骨合併骨盤内臓全摘が適応となる．かかる術式により骨盤輪は一部欠損するが再建は不要であるが，骨性骨盤の切離線が寛骨臼にかかる症例では手術適応外としている．内転筋付着部の切離に伴う筋力低下により術後歩行障害が出現することがあるが，リハビリにより自力歩行可能となる．
本症例では，会陰再発は単発で恥骨（左優位）・精嚢・前立腺左側・左内閉鎖筋浸潤を認めるも，左寛骨臼とは十分に離れており恥坐骨合併切除を伴う盤内臓全摘でR0切除が可能と考えられた．肝転移（S4，S7）も切除可能であったため，恥坐骨合併骨盤内臓全摘・肝部分切除術を施行した．

術前画像

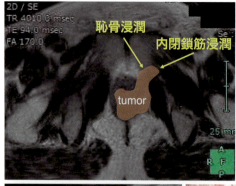
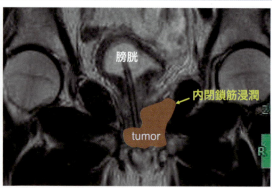
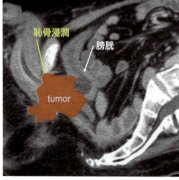
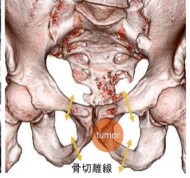

会陰再発：恥骨・前立腺・左内閉鎖筋浸潤を認める．

4. 恥骨浸潤を伴う直腸癌会陰再発に対して恥坐骨陰茎合併切除を伴う骨盤内臓全摘術を施行した1例

術中写真および手術記事

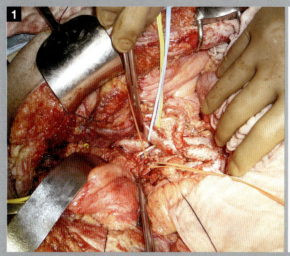
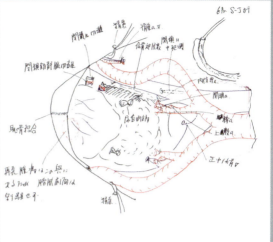

両側上殿動脈分岐部より末梢側で内腸骨動脈本幹を切離・内腸骨静脈本幹は温存．閉鎖神経も両側切除（写真は右）．

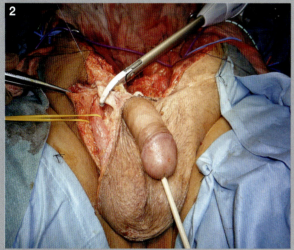

外性器を合併切除　骨切離部外側まで恥骨から内転筋起始部を剝離．

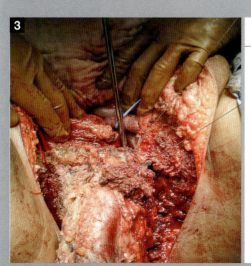
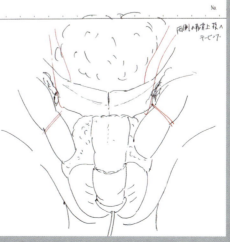

T-saw を用いて両側の恥骨上枝・下枝（左は坐骨にかかる）を切離（写真は左恥骨上枝切離）．

Ⅲ. 下部消化管

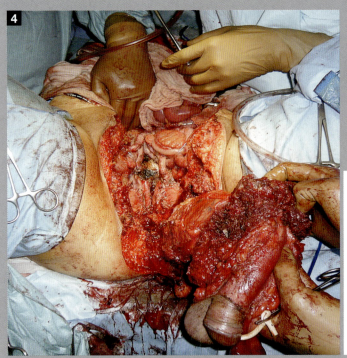
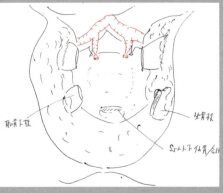

恥坐骨合併骨盤内臓全摘で en bloc に標本摘出.

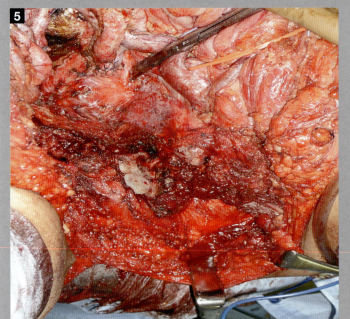
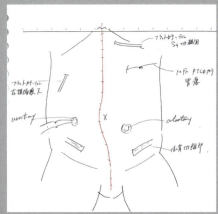

手術記録：再建完了図

摘出完了図. 骨盤底に大網を充填, 尿路再建は回腸導管とした.

手術時間　20 時間 34 分, 出血量　2,070 ml

摘出標本

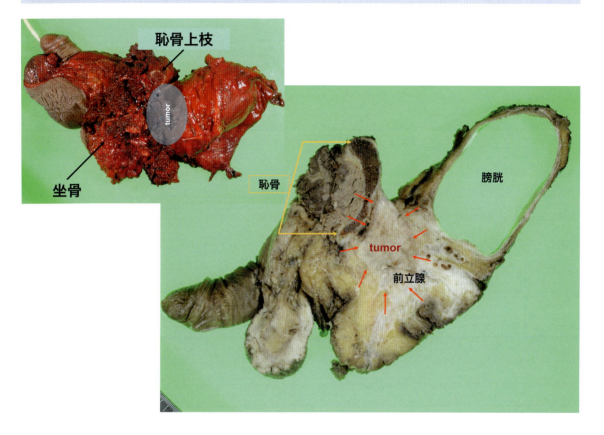

病理診断

Moderately differentiated tubular adenocarcinoma, recurrence.
前立腺・恥骨骨膜・内閉鎖筋に直接浸潤, 精嚢・恥骨骨皮質は浸潤認めず.
n (−), 剥離面陰性, R0 resection.

術後経過

会陰創感染, 尿路感染, 内転筋・閉鎖神経切除に伴う左下肢筋力低下を合併したが, 術後第92病日に退院した.
2011年3月, 残肝再発 (S8単発) に対し腹腔鏡下肝部分切除術施行.
初回術後5年10か月, 無再発生存中.

メスの限界に挑戦した症例

発行日	2016年4月27日　第1版第1刷発行
定価	（本体8,000円＋税）
編集	梛野正人
発行者	鈴木文治
発行所	医学図書出版株式会社
	〒113-0033 東京都文京区本郷2-29-8 大田ビル
	電話 03(3811)8210(代)　FAX 03(3811)8236
	郵便振替口座　東京 00130-6-132204
	http://www.igakutosho.co.jp
印刷所	三報社印刷株式会社

無検印承認

Published by IGAKU TOSHO SHUPPAN Co. Ltd. 2-29-8 Ota Bldg. Hongo Bunkyo-ku, Tokyo
© 2016, IGAKU TOSHO SHUPPAN Co. Ltd. Printed in Japan.

0401 ISBN 978-4-86517-156-3　C 3047

・本書に掲載された著作物の複写・転載およびデータベースへの取り込みおよび送信に関する許諾権は代表編集者ならびに医学図書出版株式会社が保有しています。
・JCOPY＜(社)出版者著作権管理機構　委託出版物＞
・本書の無断複写は著作権法上での例外を除き禁じられています。複写される場合は，そのつど事前に(社)出版者著作権管理機構（電話 03-3513-6969, Fax 03-3513-6979, e-mail：info@jcopy.or.jp）の許諾を得てください。